Die Apothekenhelferin

Ein Lern- und Nachschlagebuch

von

Dr. Otto Gerke
Apotheker

Zweite
vermehrte und verbesserte Auflage
Mit 25 Textabbildungen

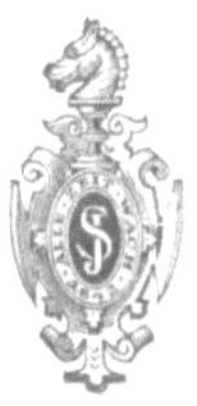

Springer-Verlag Berlin Heidelberg GmbH
1922

ISBN 978-3-662-24247-6 ISBN 978-3-662-26360-0 (eBook)
DOI 10.1007/978-3-662-26360-0

Ursprünglich erschienen bei Julius Springer in Berlin 1922.

Vorwort zur zweiten Auflage.

Zahlreiche, zum Teil sehr zeitraubende Leistungen, die wohl Ordnungssinn und Handfertigkeit, aber keinerlei wissenschaftliche Schulung verlangen, bieten für die Helferin, die trotz vieler Anfeindungen, welche zum Teil der Berechtigung nicht entbehren, ihren Platz in der Apotheke bisher behauptete, ein hinreichendes Tätigkeitsfeld. Die Erledigung von mancherlei Kleinarbeiten durch die Helferin gewährt dem Apotheker mehr Zeit und Gelegenheit, verantwortungsvollere Geschäfte, die gründliche wissenschaftliche Ausbildung, Überlegung und erhöhte Aufmerksamkeit erfordern, wie Rezeptur und Untersuchungen, in größerer Ruhe auszuführen und ungestörter mit den die Apotheke aufsuchenden Kranken zu verhandeln. Durch die wohldurchdachte Beschäftigung einer zuverlässigen Helferin kann man eine in der Apotheke oft nicht genug gewürdigte vorteilhafte Arbeitsteilung erzielen und damit einer wirtschaftlichen Vergeudung vorbeugen. Dabei können und sollen die gesetzlichen Bestimmungen durchaus beobachtet werden: Vor allem darf die selbständige Ausführung auch der einfachsten ärztlichen Verordnung (Rezept) nicht der Helferin überlassen werden. Das würde nicht nur das Vertrauen zu der Apotheke schmälern und dem Ansehen des Apothekerstandes schaden, sondern auch die Sicherheit des Betriebes gefährden. Deshalb habe ich grundsätzlich keine Rezeptbeispiele oder eine Anleitung, Rezepte zu lesen, gegeben. Dagegen wird an verschiedenen Stellen dringend gewarnt, die Grenzen des Erlaubten zu überschreiten. Die Helferin in zulässiger, den Betriebsordnungen entsprechende Weise mit Arbeiten zu betrauen, ist Sache des Apothekenvorstandes.

Hannover (Tierärztliche Hochschule), im März 1922.

Dr. **Otto Gerke**, Apotheker.

Inhaltsübersicht.

DAB = Deutsches Arzneibuch.

Berichtigung.

Das „Einfassen“ auf Seite 79 gehört in den Abschnitt IV: Hilfeleistungen durch die Helferin.

I. Die Apotheke.

Ihre Räume und deren Ausstattung.

Eine Apotheke hat die Zubereitung, Prüfung, Aufbewahrung und Abgabe von Mitteln zur Verhütung und Linderung oder Heilung von Krankheiten zur Aufgabe und steht unter Leitung eines approbierten Apothekers, ihres Besitzers oder eines Verwalters; sie umfaßt wenigstens folgende Räumlichkeiten:

1. die Abgabe oder Offizin, die Apotheke im engeren Sinne, als Raum für die Arzneiabgabe und den Warenverkauf;
2. die Werkstatt oder das Laboratorium, in dem größere Vorräte angefertigt und Untersuchungen ausgeführt werden;
3. eine Vorratskammer für trocken und
4. einen Kellerraum für kühl aufzubewahrende Mittel.
5. die Stoßkammer zum Zerschneiden und Pulvern von Drogen und Chemikalien.

Außer diesen fünf sind fast immer noch besondere Räume für Übervorräte und leere Gefäße vorhanden; Größe und Einrichtung aller dieser Räume richten sich nach dem zur Verfügung stehenden Platz und dem Geschäftsumfang.

Der **Abgaberaum** oder die **Offizin** ist zu ebener Erde gelegen und dient der Rezeptur: der kunstgerechten Anfertigung und Abgabe der ärztlich verordneten Arzneien sowie dem Handverkauf: der Abgabe fabrikmäßig oder in der Apotheke hergestellter Mittel, die lose und in jeder Preislage oder nur in bestimmten Mengen fertig verpackt abgegeben werden. Die Ausstattung der Offizin besteht hauptsächlich aus einem Rezeptiertisch, einem Handverkaufstisch und an den Wänden befestigten oder frei stehenden Holzgestellen.

Der Rezeptiertisch, an dem die Arzneien angefertigt werden, trägt eine, in größeren Betrieben zwei oder mehrere Stand- oder Tarierwagen mit Gewichtssätzen und einen Handdampfkochapparat. In offenen Fächern eines Holzaufsatzes sind die gebräuchlichsten Mittel untergebracht, um bequem zur Hand zu sein. An dem Aufsatz, der ein Verdeck bildet und Ablenkungen durch die wartenden Kunden beim Arbeiten verhindert, hängen mehrere Handwagen in verschiedener Größe. Unten im Rezeptiertisch finden Arbeitsgeräte und leere Gefäße ihren Platz, und zwar Spatel, Löffel, Pulverschiffchen, Kartenblätter, Pillen- und Tablettenmaschine, Zäpfchenpresse, Wischtuch, Korke, Kapseln und Papierbeutel für Pulver, Bindfaden, Filtrierpapier, Überdecken (Tekturen) und leere Pappschachteln in größeren und kleineren Schubladen, dagegen Mörser, Salbentöpfe, runde und eckige Arzneigläser nach Größe geordnet auf Schiebeschlitten eines oder zweier Schränke. Es ist zweckmäßig, durch Aufschriften den Inhalt aller Schubladen und Schränke des Rezeptiertisches von außen kenntlich zu machen.

Der Handverkaufstisch, an dem die Abgabe aller Waren, einschließlich der ärztlich verordneten Heilmittel stattfindet, dient außerdem zum Abfassen, d. h. Abwägen und Verpacken von Waren, die in gewissen Mengen häufig gefordert werden, sowie zu deren Aufbewahrung. Er ist entweder vom Rezeptiertisch räumlich getrennt oder bildet dessen Verlängerung in gerader Richtung oder im rechten Winkel, trägt eine größere Standwage mit Gewichten und ist außerdem mit Löffeln, Spateln, Schaufeln und anderen Geräten ausgestattet. In den mit Aufschriften versehenen Schubladen dieses Tisches sind Tees, Pulver, Pillen, Salben und andere abgabefertigen Waren — in der Reihenfolge des Abc nach deutschen oder lateinischen Namen geordnet — untergebracht. Die zum Bekleben der Handverkaufsgegenstände nötigen Zettel mit Aufdruck werden geordnet in einem an der Wand hängenden oder auf dem Handverkaufstisch stehenden Schränkchen aufbewahrt. Ganz besonders aber eignen sich für diesen Zweck die kleinen Blechkästchen von Deutsch: Sie sind einfach und billig, lassen sich in vorhandenen Schubladen leicht unterbringen und ermöglichen die leichte Einreihung neu hinzukommender Zettel ohne Störung der Reihenfolge nach dem Abc.

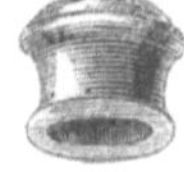

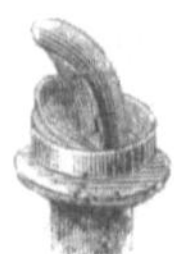

Abb. 1. Tropfensammler.

Die an den Wänden befindlichen Holzgestelle haben unten Schubladen zur Aufnahme von geschnittenen oder grob gepulverten Drogen, von Verbandstoffen und Chemikalien, die in größeren Mengen gebraucht werden; die Schubladen für stark riechende Stoffe sind mit Blecheinsätzen versehen. Oben haben die Holzgestelle offene Reihen, auch wohl Schränke mit Holz- oder Glastüren; hier werden Chemikalien, fein gepulverte Drogen, Salben und Pillen in Glas- und Porzellangefäßen aufbewahrt. Gläser für Flüssigkeiten haben eingeschliffene Stöpsel und enge Hälse; solche für Öle, Balsame und Teer versieht man der Vorsicht halber — um eine äußerliche Verunreinigung durch herabgleitende

Tropfen zu verhüten — mit Tropfensammlern (Abb. 1), denen man bei allen Gefäßen die gleiche Richtung — Ausfluß nach hinten! — gibt. Salbenstandgefäße bestehen aus Porzellan, auch solche für Pulver; diese können aber auch in weithalsigen Gläsern mit eingeschliffenem Stöpsel aufbewahrt werden. In älteren Apotheken trifft man auch aus Holz gedrechselte Büchsen an. Gegen Licht empfindliche und dadurch sich verändernde Stoffe müssen in lichtundurchlässigen oder in Gefäßen aus gelbem Glase aufbewahrt werden.

Jedes Gefäß trägt den Namen des Inhalts in eingebrannter Schrift; Papierschilder, durch Lacküberzug widerstandsfähig und abwaschbar gemacht, sind erlaubt. Es findet eine Trennung der Gefäße nach Form und Größe, sowie nach der Beschaffenheit des Inhalts statt. Mittel, die wegen ihrer Giftigkeit vorsichtig behandelt werden müssen und vom DAB in der Tabelle C aufgeführt sind, die Separanden („Zutrennenden"), tragen rote Aufschrift auf weißem Grunde und stehen (vielfach hinter Glastüren) gesondert von den harmlosen, schwarz bezeichneten Mitteln. Stark giftige Stoffe bedürfen einer besonders sorgfältigen Aufbewahrung; sie stehen im verschließbaren Giftschrank, bezeichnet Tab. B oder Venena („Gifte"), und zwar Arsenik und seine Zubereitungen. Pflanzengifte (oder Alkaloide) und Quecksilberverbindungen in drei gesonderten, verschließbaren Fächern; Gefäße und Türen sind weiß auf schwarzem Grunde bezeichnet.

Das früher oft der Anlaß zu Verwechselungen gewesene Morphin, dessen Verreibung mit Zucker, sowie je eine Lösung in Wasser und Bittermandelwasser, hat seit Jahren seinen Platz im verschließbaren Morphinschrank, dessen Gefäße dreieckig und mit roter Aufschrift versehen sind.

In einem rot bezeichneten Blechkasten oder einem Schranke werden die Behälter für Jodoform untergebracht, um eine Übertragung seines starken Geruchs auf andere Sachen zu vermeiden.

Gift- und Morphinschrank sowie Jodoformkasten oder -schrank sollen mit besonderen, entsprechend bezeichneten Geräten (Handwage, Löffel, Mörser), die bei der Verarbeitung und Abgabe stets zu gebrauchen sind, ausgestattet sein; die Jodoformwage ist außerhalb des Jodoformkastens in einer Pappschachtel aufzubewahren, da sonst ihre Metallteile angegriffen werden.

Ein Schreibpult, in welchem die Anklebezettel für die Rezeptur und die Kontorezepte — am besten in Form einer leicht selbst herzustellenden Kartothek (s. S. 82) — aufbewahrt werden und eine Spülvorrichtung, möglichst mit fließendem Wasser, die das etwa nötige Reinigen von Gefäßen und Geräten erleichtert und überhaupt die in der Apotheke unerläßliche Sauberkeit fördert, vervollständigen die Ausstattung der Offizin.

Der sog. **Defektur** dient die **Werkstatt** oder das **Laboratorium**, zu ebener Erde oder im Keller gelegen. Hier werden größere Vorräte von Tinkturen, Salben, Pflastern, Sirupen, Extrakten und anderen Zubereitungen angefertigt und die bezogenen Waren auf Richtigkeit und Reinheit geprüft.

Auf einem Arbeitstisch steht eine Standwage mit Gewichten, auch wohl eine kleine Dezimalwage; daneben sind mehrere größere Handwagen vorhanden. In Schubladen des Tisches finden sich Löffel, Spatel, Filtrierpapier und Korkbohrer, in Schränken oder auf Gestellen haben größere Mörser, Schalen und Gemäße (Mensuren) Platz. Ein Dampfkoch- und Destillierapparat, verbunden mit einem Trockenschrank, ein Windofen oder ein größerer Gasbrenner, eine Presse, ein Perkolator und ein Schrank für Untersuchungsmittel (Reagentien, Bechergläser, Kölbchen, Büretten, Pipetten u. dgl.) bilden die weitere Ausstattung des Laboratoriums.

Wo neben der Arzneimittelprüfung auch andere Untersuchungen (von Harn, Wasser, Nahrungsmitteln) öfter ausgeführt werden, steht der Untersuchungsschrank auch wohl in einem besonderen Untersuchungslaboratorium.

In der **Vorrats-** oder **Materialkammer**, einem Raum, der zweckmäßig sich in nächster Nähe der Offizin befindet, in manchen Apotheken aber eine oder mehrere Treppen hoch liegt, werden die Drogen- und trockenen Chemikalienvorräte verwahrt. Ein Tisch und eine Standwage mit Gewichten ermöglichen das Einfassen und Wägungen. An den Wänden oder frei stehende Gestelle aus Holz haben unten gewöhnlich Schubladen und oben offene Reihen zur Aufnahme von Gläsern oder Behältern aus Pappe, Blech oder Holz. Durch einen Lattenverschlag getrennt ist ein größerer Giftschrank (s. S. 3), der sich aber auch in einem besonderen verschließbaren Raume befinden oder bei geringem Bedarf an Giften fehlen und durch den Giftschrank der Offizin ersetzt werden kann.

Ein verschließbarer **Kellerraum** dient zur Aufnahme der Vorräte kühl aufzubewahrender Mittel: der Salben, Tinkturen, Öle, flüssigen Chemikalien, Fluidextrakte und des Honigs; diese Stoffe stehen in Flaschen oder Porzellanbüchsen auf Holzgestellen. In einer durch eine eiserne Tür verschlossenen Mauernische oder in einem kleinen, festen, verschließbaren eisernen Schranke wird der wegen seiner Giftigkeit und Entzündlichkeit äußerst gefährliche Phosphor unter ganz besonderen Vorsichtsmaßregeln aufbewahrt: Er liegt unter Wasser in einem Glasgefäß, das in einer Blechbüchse steht und ringsum von Sand umgeben ist. Tür und Glasgefäß haben weiße Aufschrift auf schwarzem Grunde.

Die **Stoßkammer,** in der Drogen und Chemikalien zerkleinert werden sollen, wird heute meist wenig benutzt, da man gepulverte und zerschnittene Drogen und gepulverte Chemikalien vorteilhaft beziehen und von ihrer Echtheit und Güte sich durch Untersuchung überzeugen kann.

Die Ausstattung bildet ein Tisch, ein großer eiserner Mörser, ein Wiege-, Schneide- oder Stampfmesser oder eine geeignete Mühle, ferner Siebe mit verschiedener Weite der Maschen oder ein Universalhandsieb mit auswechselbaren Böden zur Herstellung grober, feiner und feinster Pulver und Tees. Die Siebe, welche auch zum Durchschlagen klümpriger Pulver, wie Natron, Karlsbader Salz und Brustpulver, gebraucht werden können, reinigt man nach Gebrauch durch Abwaschen und trocknet sie. Für stark riechende oder sehr giftige Mittel sind besondere und zu bezeichnende Siebe nötig.

Aufbewahrung der Vorräte von Verbandstoffen, leeren Gefäßen, Sonderheiten und der Übervorräte. In Schränken der Räume für Vorräte von Chemikalien und Drogen können auch größere Mengen Verbandstoffe (Watten, Binden, Mulle), Kapseln, Pulverschachteln, Papierbeutel, Einwickelpapier, nach Größe und Form geordnete Gläser und Salbentöpfe aufbewahrt werden, ebenfalls die Sonderheiten oder Spezialitäten, d. h. fabrikmäßig hergestellte, abgabefertige Heilmittel.

In großen Betrieben und wo es an Platz nicht mangelt, bewahrt man genannte Sachen in besonderen Räumen auf. Auch für Übervorräte, d. h. Reste von Vorräten an Drogen und Chemikalien, die in die Standgefäße des Kellers und der Vorratskammer nicht mehr hineinpassen, pflegt man besondere Räume zu haben, und zwar einen im Keller für Tinkturen, Öle und Salben, einen zweiten zu ebener Erde oder eine oder mehrere Treppen hoch oder auf dem Boden für trockene Drogen und Chemikalien.

Säuren, Salmiakgeist, Benzin, Spiritus und andere Flüssigkeiten, die in großen Mengen bezogen werden und ätzend oder feuergefährlich sind, stehen im **Ballonkeller;** zweckmäßig ist es, jeden Ballon in einen Ballonkipper (Abb. 2) zu setzen, um ihm ohne Hilfe eines anderen etwas entnehmen zu können.

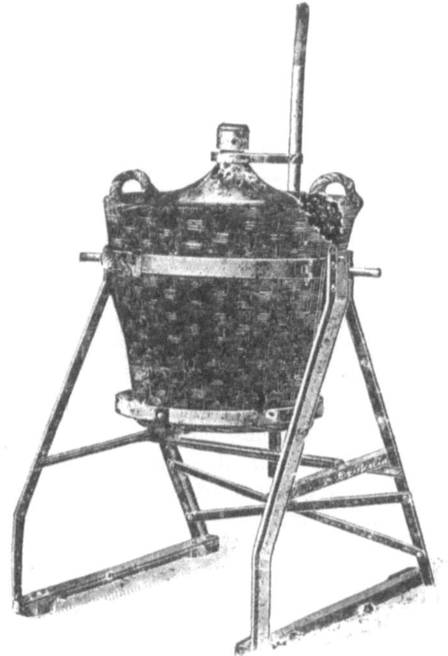

Abb. 2. Ballonkipper.

Gerätschaften und Gefäße zur Arzneibereitung und -abgabe.

Standwagen oder Tarierwagen (Abb. 3) dienen hauptsächlich zum Abwägen von Flüssigkeiten und bestehen aus einer Säule (*1*), die einen Wagebalken (*2*) trägt. Mit einer in der Mitte sitzenden Schneide (*3*) ruht dieser auf einem Lager und ist beweglich. Ein vom Stützpunkt nach unten gehender Zeiger (*4*) gibt auf einer Skala (*5*) das Gleichgewicht an. An den Enden der beiderseits gleichlangen Arme des Wagebalkens hängen Bügel (*6*) mit Wagschalen (*7*). Durch auf die linke Seite gestellte Schalen aus Horn oder Metall mit Schrotkugeln wird die zur Schonung nötige Ruhelage bewirkt. Eine Standwage steht auf einem Holzkasten (*8*) mit gewöhnlich zwei Schubladen; in der rechten können kleine Gerätschaften untergebracht werden; in der linken hat ein Gewichtssatz (Abb. 4) seinen Platz: Es ist ein länglich viereckiges Stück Holz mit kreisrunden Vertiefungen, in welche genau stimmende, geeichte Gewichte aus Messing, deren Schwere (1 Gramm bis 200 oder 500 Gramm) ein Stempel angibt, hineinpassen. Gewichtssätze der Rezepturwagen haben außerdem eine Vertiefung für Bruchgramme aus Blech (Abb. 5), deren Rand, um ein Erfassen mit einer dabeiliegenden kleinen Zange zu erleichtern, an einer Seite aufwärts gebogen ist. Ein Stempel gibt auch hier die Schwere an, die außerdem an der Form der Gewichte zu erkennen ist: 5-Dezigramme und 5-Zentigramme sind sechseckig, 2-Dezigramme und 2-Zentigramme viereckig, 1-Dezigramm und 1-Zentigramm dreieckig.

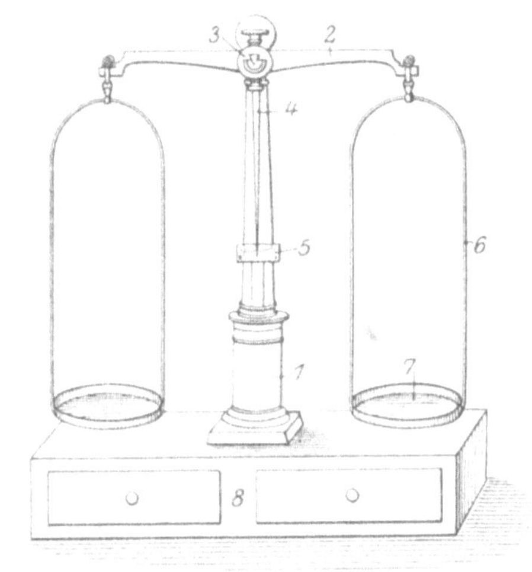

Abb. 3. Stand- oder Tarierwage.

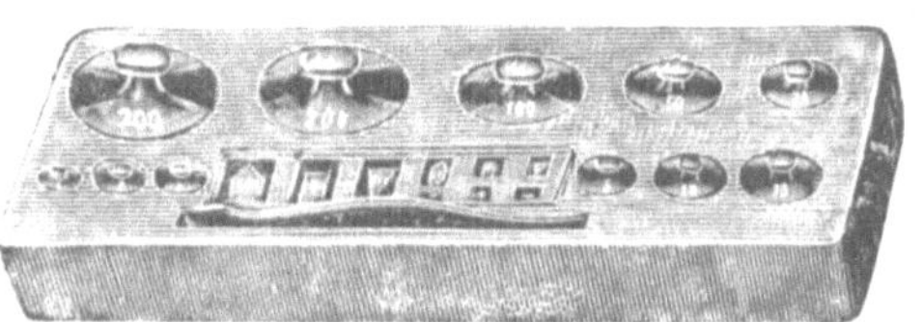
Abb. 4. Gewichtssatz.

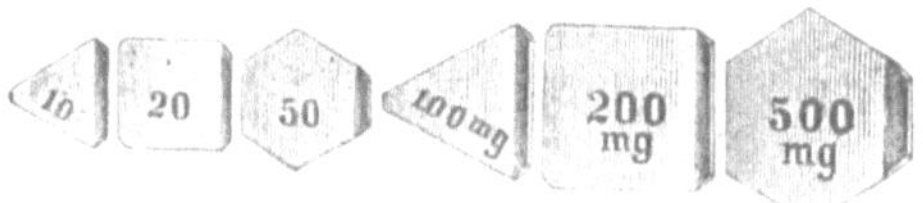

Abb. 5. Zenti- und Dezigramme.

Handwagen (Abb. 6) dienen zum Abwägen von trockenen Waren; ihr Wagebalken, der zwei an Schnüren befestigte Schalen aus Horn, Metall oder Porzellan trägt, hängt in einer oben mit Ring versehenen Gabel, in der sich die Zunge (Gleichgewichtsanzeiger) bewegt.

Dezimalwagen werden zum Abwägen schwerer Gegenstände und Massen gebraucht; es ist zu bedenken, daß ein Teil Gewicht der zehnfachen Menge des zu Wägenden entspricht.

Ein Handdampfkocher oder Handdekoktorium ermöglicht, wenn der Destillierapparat nicht im Betrieb ist, die Herstellung von Aufgüssen und Abkochungen (S. 85) bei annähernd 100° ohne die Gefahr des Anbrennens. Er ist in seiner einfachsten Form ein mit Wasser zu beschickendes Metallgefäß (Abb. 7), in das ein oder zwei Zinn- oder Porzellanbüchsen

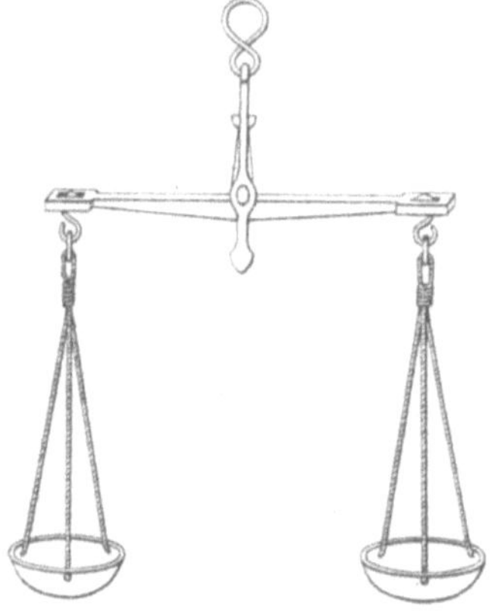

Abb. 6. Handwage.

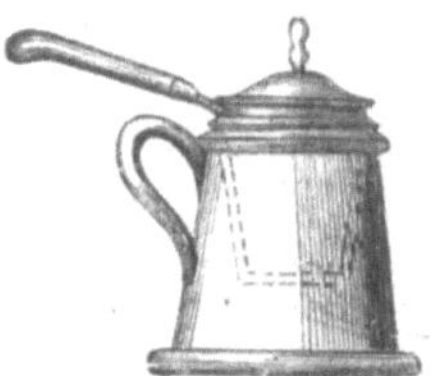

Abb. 7. Handdampfkocher.

hineingehängt werden können. Empfehlenswerter und zweckmäßiger ist ein Kocher (Abb. 8), der infolge seines eigenartigen Baus schnell Dampf entwickelt und einen gleichmäßig hoch bleibenden Wasserstand zeigt.

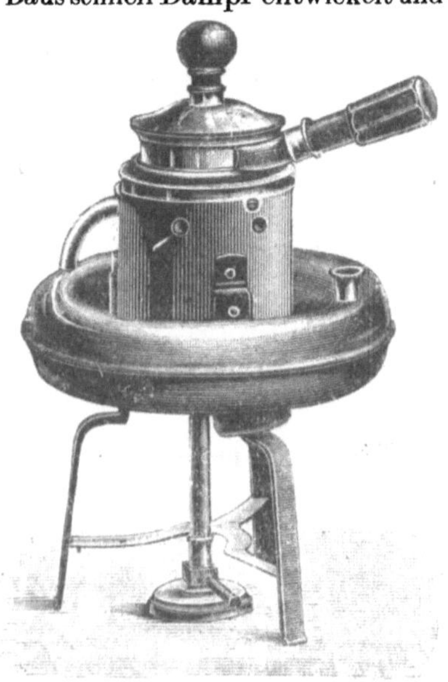

Abb. 8. Handdampfkocher.

Pillenmaschinen (Abb. 9), vollständig aus Holz oder mit Schneidevorrichtung aus Horn oder Metall, dienen zum Ausrollen von Pillensträngen und zu deren Abteilung in 30, 50 oder 100 Pillen.

Maschinen zur Herstellung von Tabletten aus Pulvern unter starkem Druck, wie sie in Großbetrieben nötig sind, arbeiten schnell, sicher, sauber und genau. Manche einfacher gebauten Handtablettenpressen der Apotheken besorgen wie jene die Abteilung der Pulver selbsttätig und erzeugen, allerdings viel langsamer, gleichmäßige Tabletten. Die einfachste Presse (Abb. 10) besteht aus einem Stahltrichterrohr (*1*), in welches man das zuvor

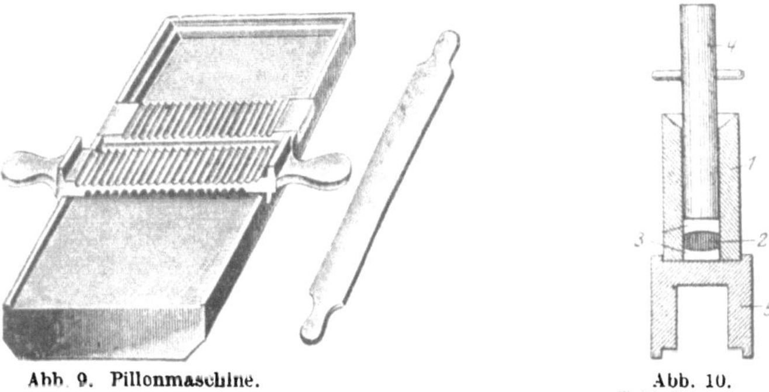

Abb. 9. Pillenmaschine.

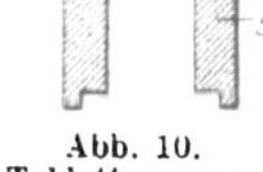

Abb. 10. Tablettenpresse.

abgewogene Pulver (*2*) zwischen zwei Einsätze (*3*) bringt, um es durch einen wuchtigen Hammerschlag auf den Stempel (*4*) zusammenzupressen; hierauf dreht man den Untersatz (*5*) um und schlägt gleichzeitig die Tablette mit den beiden Einsätzen aus dem Rohre heraus.

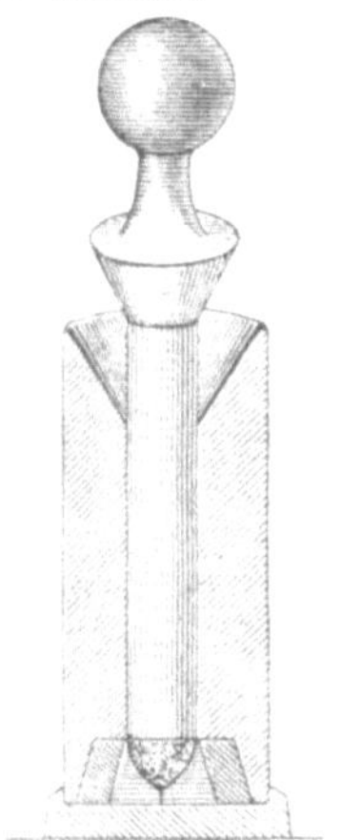

Abb. 11a. Zäpfchenpresse.

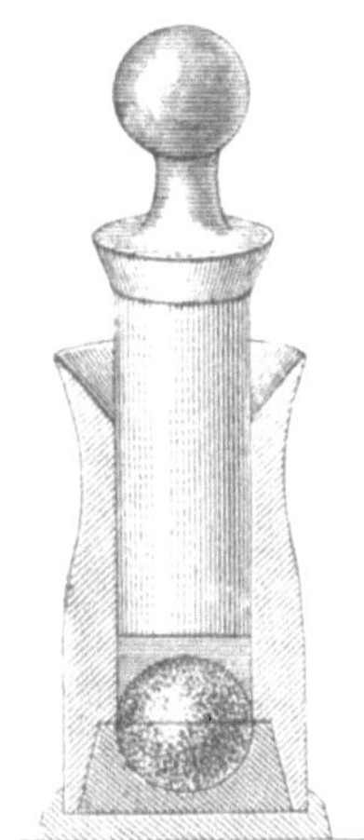

Abb. 11b. Kugelpresse.

Zur Bereitung von Stuhlzäpfchen (Suppositorien) und Vaginalkugeln im kleinen sind Kummers Pressen (Abb. 11) aus Buchsbaumholz oder Zinn besonders geeignet; sie bestehen aus einem oben trichterartig erweiterten Rohr mit zwei spiegelbildlich gleichen Einsätzen aus Zinn, einem Stempel und einem Untersatz.

Ein **Dampfkoch- und Destillierapparat** (Abb. 12), durch Gas oder Kohlen heizbar, dient zur Bereitung von destillierten

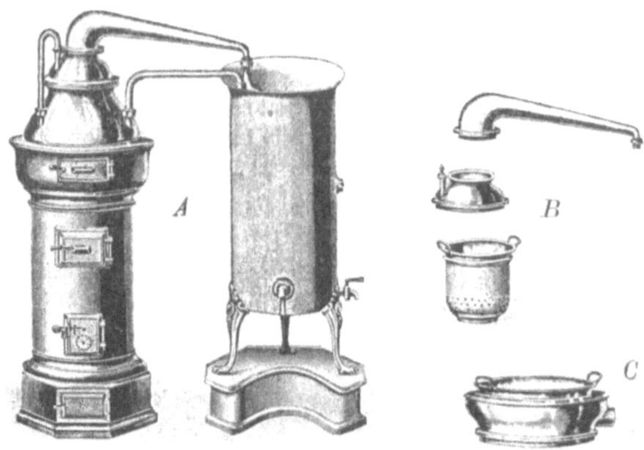

Abb. 12. Destillierapparat.

A Zusammengesetzt, um gleichzeitig destilliertes und ein aromatisches Wasser zu bereiten; *B* Einsatz, Aufsatz und Rohr für aromatische Wässer; *C* Aufsatz für Schmelzungen und Lösungen.

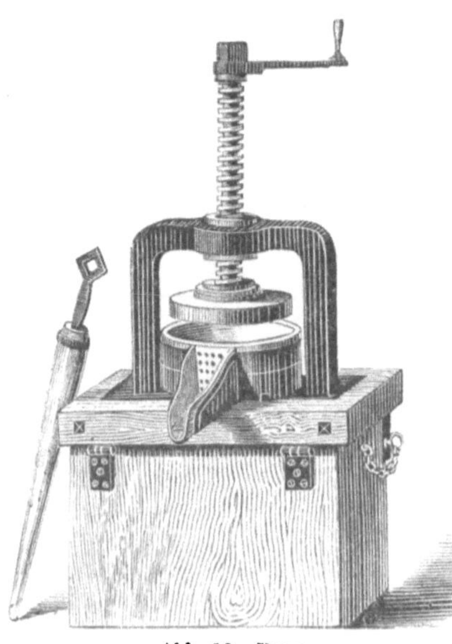

Abb. 13. Presse.

Wässern. Er kann gleichzeitig zur Bereitung von Aufgüssen und Abkochungen, zum Schmelzen fester oder halbweicher Fette, zum Reinigen von Honig, zum Eindicken von Extraktbrühen und anderen Arbeiten gebraucht werden und steht in Verbindung mit dem **Trockenschrank**, der durch Dämpfe, die im Destillierapparat erzeugt sind und ein hindurchgehendes Rohr passieren, mäßig erwärmt und zum Austrocknen von Drogen und Chemikalien, die auf übereinanderliegenden Hürden ausgebreitet sind, gebraucht wird.

Mit einer **Presse** werden Fruchtsäfte, Samenöle und Tinkturen von festen Teilen getrennt. Hierzu sind bei Pressen wie Abb. 13

oder noch einfacher gebauten Beutel oder Säcke aus Hanf nötig. Diese werden nach dem Gebrauch gründlich gewaschen, völlig getrocknet und in einem Schranke, der, um Schimmeln und Muffigwerden zu verhüten, mit Luftlöchern versehen ist, aufgehängt. Säcke für stark färbende, bitter schmeckende oder giftige Stoffe dürfen nur für diese verwandt werden und sind zu kennzeichnen. Die Differentialhebelpresse (Abb. 14) macht Preßsäcke überflüssig und hat an deren Stelle einen zylindrischen, eigenartig durchlöcherten Metallkorb für Tinkturen und einen Holzlattenkorb für die metallösenden Fruchtsäfte; mit dieser Presse kann man einen gewaltigen Druck, der völlig trockne, harte Rückstände hinterläßt, ausüben.

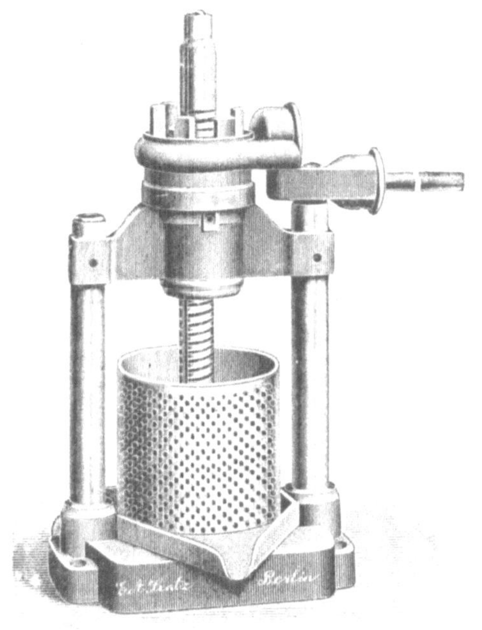

Abb. 14. Differentialhebelpresse.

Zum Aufhängen der Preßsäcke während des freiwilligen Ablaufens von Flüssigkeiten und zum Aufspannen von Seihtüchern, mit denen Flüssigkeiten geklärt werden, bedient man sich der Tuchhalter oder Tenakel (Abb. 15); dies sind an ihren vier Ecken mit Stiften versehene Holzrahmen.

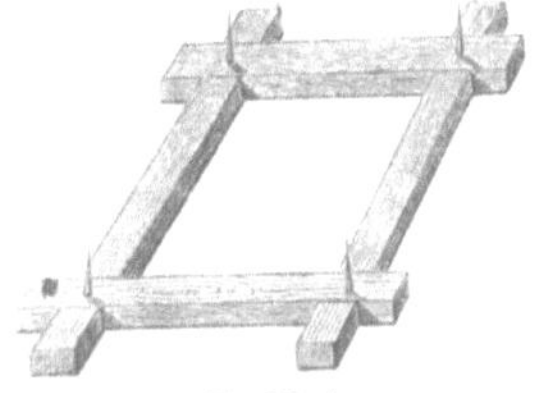

Abb. 15. Tuchhalter.

Ein Perkolator (Abb. 16), der zur Herstellung der Fluidextrakte benutzt wird (S. 92), besteht aus einem zylindrischen Gefäß aus Glas, Steingut oder emailliertem Blech. Dies verengert sich unten, ist mit herausnehmbarem, durchlöcherten Boden versehen und läuft in ein, durch einen Hahn oder auf andere Weise verschließbares Rohr, durch das der Abfluß beliebig geregelt werden kann, aus. Der Perkolator ruht auf einem Holzgestell oder wird an Schnüren aufgehängt.

Löffel aus Aluminium, Horn oder Knochen und Schaufeln aus Hartgummi, Weißblech oder Holz zum Herausnehmen von Pulvern und Tees aus den Gefäßen müssen in genügender Zahl und in verschiedenen Größen vorhanden sein. Für manche Waren, namentlich solche, die stark färben oder riechen, empfiehlt sich die Beschaffung eigner Löffel; dadurch erübrigt sich das jedesmalige Säubern nach dem Gebrauch.

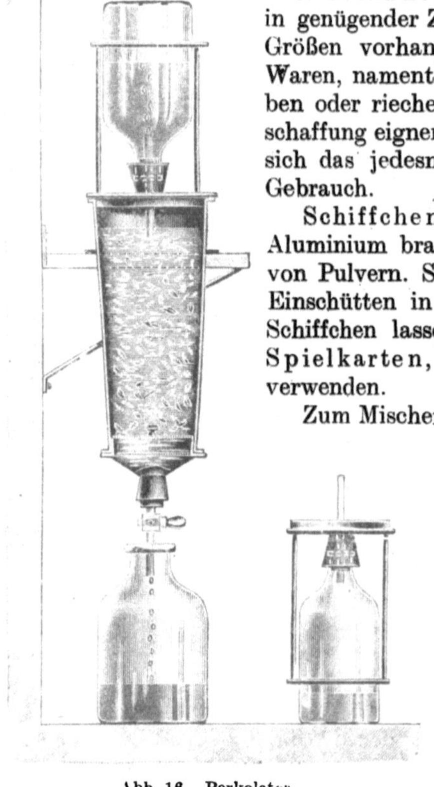

Abb. 16. Perkolator.

Schiffchen aus Zelluloid, Horn oder Aluminium braucht man zum Auswägen von Pulvern. Sie ermöglichen ein leichtes Einschütten in Papierkapseln. Statt der Schiffchen lassen sich auch unbedruckte Spielkarten, die man etwas biegt, verwenden.

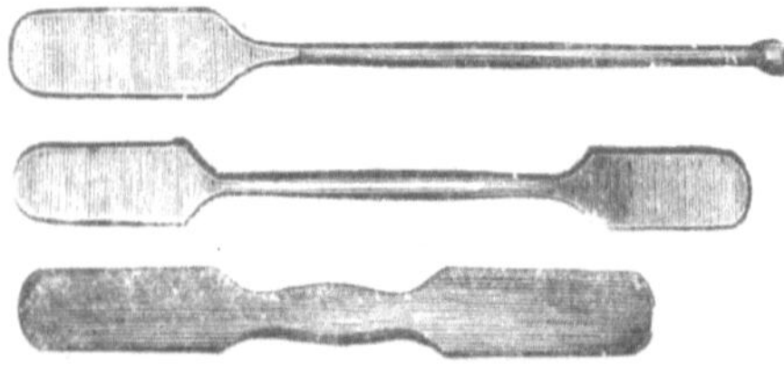

Abb. 17. Spatel.

Zum Mischen von Pulvern und Salben, zum Zerreiben von groben Pulvern, zum Zerkleinern von Kristallen, zum Anstoßen von Pillenmassen müssen Mörser, große und kleine, aus Porzellan mit Reibekeule (Pistill) vorhanden sein. Eine gewisse Rauhigkeit der inneren Fläche erleichtert das Mischen und Zerreiben; spiegelglatte Mörser sind unbrauchbar. Zur Anfertigung von Pillenmassen sind eiserne Mörser üblich, aber überflüssig, da man zu diesem Zweck stets die Porzellanmörser, mit denen man außerdem bequemer und geräuschloser arbeitet, gebrauchen kann, während in eisernen manche Pillenmassen sich verändern. Eine strenge Scheidung von Mörsern für fettige und solche für nichtfettige Körper ist zu empfehlen.

Zur Entnahme von Salben und Extrakten aus den Standgefäßen, zum Umrühren von Säften und Salzlösungen bei der Herstellung bedient man sich der **Spatel** (Abb. 17), die aus Eisen, Holz oder Porzellan bestehen und entweder an einem oder beiden Enden verbreitert sind. Eine sorgfältige Trennung der Spatel für fettige Stoffe von den anderen, der sauberen von den gebrauchten ist nötig, ebenso eine gründliche Reinigung nach dem Gebrauch, besonders der eisernen, die völlig rostfrei sein müssen und nicht die geringsten, schwer zu entfernenden Spuren von beim Putzen haften gebliebenem Schmirgel zeigen dürfen.

Emaillierte oder **kupferne, Steingut-** oder **Porzellanschalen** werden benötigt bei der Anfertigung von Salzlösungen, Zuckersäften, Pflastern und Extrakten sowie zum Schmelzen von Fetten. Man braucht sie ferner, um abgepreßte oder durchgeseihte Flüssigkeiten aufzufangen, wobei man sie zum Schutz gegen Umkippen auf **Strohkränze** oder **Korkringe** stellt.

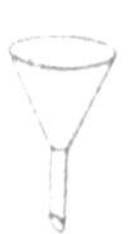

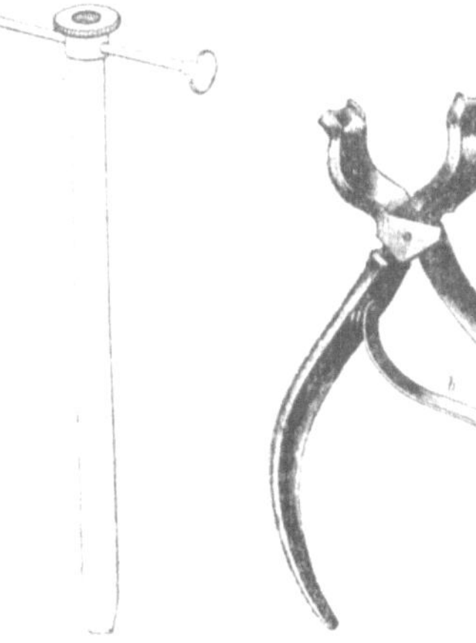

Abb. 18. Trichter. Abb. 19. Korkbohrer. Abb. 20. Korkzange.

Salzlösungen, Zuckersäfte, Öle und andere Flüssigkeiten werden mit Hilfe von **Trichtern** (Abb. 18) durch Fließpapier filtriert. Auch zum Umfüllen leicht beweglicher und feuergefährlicher Stoffe, wie Spiritus und Äther, benutzt man sie. Am saubersten und in allen Fällen brauchbar sind Trichter aus Glas, aber leicht zerbrechlich. Statt ihrer können solche aus Porzellan oder Emaille verwandt werden. Trichter aus Aluminium, die sich durch Leichtigkeit und Haltbarkeit auszeichnen, sind fast immer brauchbar, während weißblechene von sauren Flüssigkeiten angegriffen werden.

Ein Satz **Korkbohrer** (Abb. 19) zum Durchbohren, eine **Korkzange** (Abb. 20) zum Erweichen oder Verkleinern von Korken, **Scheren** und **Messer** gehören endlich zu den notwendigen Gerätschaften.

Zur Aufnahme der Heilmittel bei der Abgabe dienen Gefäße und Behälter aus Glas, Porzellan, Steingut, Pappe und Papier. Für Flüssigkeiten zum innerlichen Gebrauch werden runde, für solche zu äußerlicher Verwendung sechseckige Flaschen benutzt. Salben füllt man in Töpfe aus Ton oder Steingut oder (Augensalben immer!) aus Porzellan. Die Töpfe werden mit fettdichtem Papier oder zweckmäßiger mit Zelluloiddeckel verschlossen. Behälter für Pulver sind Papierbeutel oder -säcke und Pappschachteln, und zwar runde für nicht abgeteilte Pulver, viereckige Schiebeschachteln für abgeteilte Pulver. Pillen werden in niedrigen runden Pappschachteln verabfolgt.

II. Die Heilmittel.

Die in den im ersten Abschnitt behandelten Räumlichkeiten aufbewahrten Heilmittel sind Chemikalien, Drogen, pharmazeutische Zubereitungen, Verbandstoffe und Sonderheiten (Spezialitäten

Die gebräuchlichen Chemikalien liefert zum geringen Teil die Natur (z. B. Schwefel, Arsenik, Spießglanz), zum Teil werden sie im Apothekenlaboratorium dargestellt, die Mehrzahl aber (Säuren, Salze u. a.) liefern chemische Fabriken. Drogen (= „trockne" [plattdeutsch: dröge] Stoffe; Schreibweise Drogue falsch!) entstammen hauptsächlich dem Pflanzenreich (Wurzeln. Blätter, Blüten, Früchte, Samen, Ausscheidungsstoffe), nur einige (z. B. spanische Fliege, Lebertran, Wachs, Schmalz, Talg) liefert die Tierwelt. Pharmazeutische Zubereitungen sind Tinkturen, Extrakte, Salben, Pflaster und Pflanzensäfte und werden aus Drogen und Chemikalien im Apothekenlaboratorium hergestellt, während Verbandstoffe fabrikmäßig aus Baumwolle, den langen Samenhaaren der in heißen Ländern im großen angebauten Baumwollstaude, durch Reinigen, Spinnen und Weben und oft durch Tränken mit gewissen Chemikalien bereitet werden. Sonderheiten (Spezialitäten) sind im eigenen Betriebe oder in Fabriken im großen hergestellte, in einer oder mehreren Packungen in den Handel gebrachte, gegen bestimmte Leiden anzuwendende gebrauchsfertige Arzneien.

Alle diese zahlreichen und verschiedenartigen Heilmittel neben Gefäßen, Korken und anderen Gegenständen des täglichen Gebrauchs zweckmäßig, übersichtlich und so unterzubringen, daß man das Gewünschte jederzeit leicht findet, bereitet große Schwierigkeit, um so mehr, als zu der hohen Zahl der (nicht abgabefertigen) Heilmittel ständig neue hinzukommen und auch die große Schar der Spezialitäten fortwährend wächst. Man stellt letztere nach Größe und Art der Verpackung, nach der Wirkung, dem Namen des Mittels oder des Herstellers auf. Neue Chemikalien reiht man nach Einfüllung in passende Standgefäße und vorschriftsmäßiger Bezeichnung nach dem Abc zwischen schon vorhandene Behälter ein. Wenn aber eine dauernde Einführung zweifelhaft erscheint, so ist nichts dagegen einzuwenden, wenn solche Neuheiten vorläufig im ursprünglichen Gefäß in einem besonderen Schranke oder an einem besonderen Platze aufbewahrt werden, doch ist auch hier eine Ordnung nach dem Abc unter Trennung der festen von den flüssigen Stoffen, der giftigen von den harmlosen, nötig. Wurde die Aufgabe der Unterbringung der Tausende von Mitteln und Gegenständen auch in glücklicher Weise gelöst, so ist ein Suchen, namentlich für den Neuling, unvermeidlich. Um eine Zeitvergeudung hierbei nach Möglichkeit zu verhüten, sollte in keiner Apotheke ein Hauptverzeichnis (Generalkatalog) fehlen; in diesem werden die vorrätigen Mittel nach dem Abc geordnet aufgeführt und mit genauer Angabe des Standortes oder der Art und Größe des Gefäßes in der Offizin und den Vorratsräumen versehen. Jedes neu hinzukommende Mittel ist bei der Einreihung sofort im Verzeichnis nachzutragen. Die Sorge für die Vollständigkeit und Zuverlässigkeit des letzteren ist eine gerade für die Helferin geeignete Arbeit.

Die Art der Verwahrung richtet sich nach der Beschaffenheit der Mittel und der Menge, die davon durchschnittlich vorrätig gehalten werden muß. In Holzschubladen, Blech-, Holz- oder Pappfässern wird man große Mengen von trocknen Drogen und Chemikalien, in Korbflaschen, Ballons oder Holzfässern solche von Flüssigkeiten, in Blechbüchsen, Steinguttöpfen oder Holzeimern solche von Salben aufbewahren; kleinere Mengen hält man dagegen in Gläsern oder Porzellanbüchsen. Jedes Gefäß hat den Namen des Inhalts zu tragen (s. S. 3); die vorgeschriebene lateinische Benennung ermöglicht eine übersichtliche Aufstellung: Gleichartige Mittel (Salben, Blätter und Blüten, Tinkturen und Extrakte) stehen beieinander.

Die Gefäße sind nicht nur in der Buchstabenfolge der Namen geordnet, sondern auch nach ihrer Größe und Art (Porzellangefäße getrennt von Gläsern und diese geschieden in eng- und weithalsige), sowie nach der Wirkung des Inhalts in harmlose (schwarze Aufschrift), giftige (rote Aufschrift) und stark giftige Mittel (weiße Aufschrift auf schwarzem Grunde); auch in den Räumen für Übervorräte soll diese Unterscheidung beobachtet werden.

In den Aufschriften der Standgefäße und auch in den folgenden Abhandlungen kehren zahlreiche lateinische Wörter häufig wieder; sie sind auf den folgenden Seiten aufgezählt und seien zum Auswendiglernen empfohlen. Man pflegt die einzelnen Wörter der Aufschriften abzukürzen (z. B. Fol. statt Folia, Rad. statt Radix, Rhiz. statt Rhizoma, Cort. statt Cortex), doch darf man hierbei nicht in Zweifel erweckender Weise übertreiben: Es kann nämlich beispielsweise chlor. sowohl chloratus als auch chloricus heißen, welche Wörter verschiedene Bedeutung haben; die Abkürzungen müssen, um Mißverständnissen vorzubeugen, lauten: chlorat. und chloric.

Verzeichnis lateinischer Wörter, die zum Verständnis der in Apotheken üblichen Benennungen dienen.

(Bei Eigenschaftswörtern ist, wenn vorhanden, die besondere weibliche und sächliche Form, bei Hauptwörtern [dem lateinischen Sprachgebrauch entsprechend klein gedruckt!], wenn nötig, der 2. Fall und die Mehrzahl angegeben. Wortstamm und Endung sind durch senkrechten Strich voneinander getrennt.)

acetic|us, a, um essigsauer
acet|um, i; a Essig
acid|um, i; a Säure
acid|us, a, um sauer
acut|us, a, um scharf
ad|eps, ipis Schmalz
adhaesiv|us, a, um klebend
aërophor|us, a, um gaserzeugend, aufbrausend
albumen Eiweiß
albuminat|us, a, um Eiweiß enthaltend
alb|us, a, um weiß
-al|is, is, e; es (Endung) . . . enthaltend, gebraucht gegen . . .
amar|us, a, um; arum bitter
amygdal|a, ae; ae, arum Mandel
amyl|um, i Stärke
anglic|us, a, um englisch
anhydric|us, a, um wasserfrei
animal|is, is, e tierisch
anti- (Vorsilbe) gegen
artificial|is, is, e künstlich
aqu|a, ae; ae Wasser
aquos|us, a, um wasserhaltig
argent|um, i Silber
aromatic|us, a, um gewürzig
arsenicos|us, a, um arsenhaltig, arsenigsauer
-at|us, a, um (Endung) . . . enthaltend, versehen mit . . .
aurantí|us, a, um } goldgelb
aurat|us, a, um } goldgelb
aur|um, i Gold
avena Hafer
axungia Schmalz

bacc|a, ae; ae, arum Beere
balsam|um, i wohlriechender Saft, Balsam
balneum Bad
bi- (Vorsilbe) zweimal, doppelt
bismut|um, i Wismut
bol|us, i 1. Ton, 2. Bissen
boric|us, a, um borsauer
bromat|us, a, um Brom enthaltend, . . . -bromid
bromum, i Brom

caerule|us, a, um blau
candela Kerze
carb|o, onis Kohle
carbolic|us, a, um karbolsauer

carbolisat|us, a, um Karbolsäure enthaltend
carboneum Kohlenstoff
carbonic|us, a, um kohlensauer
carthartic|us, a, um abführend
caustic|us, a, um ätzend
cer|a, ae Wachs
cerat|us, a, um Wachs enthaltend, mit Wachs überzogen
cervin|us, a, um vom Hirsch, für Hirsche bestimmt
cervus Hirsch
chlorat|us, a, um Chlor enthaltend, ...-chlorid
chloric|us, a, um chlorsauer
chlor|um, i Chlor
chromic|us, a, um chromsauer
cinere|us, a, um aschgrau
citric|us, a, um zitronensauer
coerule|us = caeruleus
colla Leim
collemplastr|um; a Kautschukpflaster
commun|is, is, e gemein
composit|us, a, um zusammengesetzt
concentrat|us, a, um stark, unverdünnt, gesättigt
concis|us, a, um zerschnitten
contra gegen
contus|us, a, um zerstoßen
cornu Horn
cornut|us, a, um hornförmig, hornartig hart
corrosiv|us, a, um zernagend, ätzend
cort|ex, icis; ices Rinde
cremor Schleim, Rahm
crinal|is, is, e zum Haar gehörend
crud|us, a, um roh
cum mit
cupr|um, i Kupfer

decoct|um, i; a Abkochung
dentifrici|us, a, um zu den Zähnen gehörig
depurat|us, a, um gereinigt
desodorat|us, a, um geruchlos gemacht
destillat|us, a, um übergedampft, destilliert
di- (Vorsilbe) zweifach, doppelt
digestio Auslaugung
dilut|us, a, um verdünnt
dulc|is, is, e süß

effervescens aufbrausend
elaeosacchar|um, i; a Ölzucker
elastic|us, a, um biegsam
electuari|um, i Mus, Brei, Latwerge
elixir Auszug, Heiltrank, Elixier
emolliens erweichend
emplastr|um, i; a Pflaster
emulsi|o, onis künstliche Milch, Arzneimilch, Emulsion
exacte genau
excorticat|us, a, um entrindet, geschält
extens|us, a, um ausgestrichen
extern|us, a, um äußerlich (anzuwenden)
extract|um, i; a Auszug, Extrakt
fab|a, ae; ae Bohne
factiti|us, a, um angefertigt, künstlich
farina Mehl, Kleie
ferrat|us, a, um Eisen enthaltend
ferr|um, i Eisen
flav|us, a, um gelb
fl|os, oris; ores Blüte
fluid|us, a, um flüssig
foetid|us, a, um stinkend
foliat|us, a, um blattförmig
foli|um, i; a Blatt
folliculus Hülse
fontan|us, a, um aus der Quelle stammend
formica Ameise
formicic|us, a, um ameisensauer
fort|is, is, e stark
fruct|us, us; us Frucht
fumal|is, is, e zum Räuchern brauchbar
fumans rauchend
fungus Schwamm
fus|us, a, um ausgegossen

gallic|us, a, um französisch
gelatin|a, ae Leim
gelatinos|us, a, um leimhaltig
gemm|a, ae; ae Knospe
germanic|us, a, um deutsch

glacial|is, is, e eisig
glan|s, dis; des Eichel
globul|us, i; i kleine Kugel
gossypi|um, i Watte
gross|us, a, um grob
gutt|a, ae; ae Tropfen

haemostatic|us, a, um blutstillend
hepar Leber
herb|a, ae; ae, arum Kraut
hydrargyr|um, i Quecksilber
hydrat|us, a, um wasserhaltig
hydrochloric|us, a, um salzsauer
hydrogeni|um, i Wasserstoff
hypo- (Vorsilbe) unter

-ic|us, a, um (Endung) ... enthaltend, gebraucht gegen ..., ... -sauer
igniari|us, a, um Feuer gebend
immatur|us, a, um unreif
infus|um, i; a Aufguß
inspersori|us, a, um zum Streuen brauchbar
inspissat|us, a, um eingedickt
intern|us, a, um innerlich (anzuwenden)
-issim|us, a, um (Endung) sehr

jodat|us, a, um jodhaltig, ... -jodid
jod|um, i Jod

lac, lactis Milch
lactic|us, a, um milchsauer
lan|a, ae Wolle
lap|is, idis; ides Stein
lax|ans; antes abführend
lign|um, i; a; orum Holz
liniment|um, i flüssige Salbe
liquefact|us, a, um verflüssigt
liquid|us, a, um flüssig
liqu|or, oris; ores Flüssigkeit
long|us, a, um lang
lot|us, a, um gewaschen

maceratio Auslaugung (bei Zimmerwärme)
matur|us, a, um reif
medicinal|is, is, e medizinisch
mel, mellis Honig
mercuriali|s, is, e quecksilberhaltig
mercuri|us, i = hydrargyrum
mit|is, is, e schwach
mixtur|a, ae; ae flüssige Mischung
mollis, is, e weich
mucilago Schleim
muriatic|us, a, um salzsauer

nig|er, ra, rum schwarz
nitrat|us, a, um mit Salpeter getränkt
nitric|us, a, um salpetersauer
nov|us, a, um neu
nux, nucis; nuces Nuß

odorat|us, a, um (wohl-)riechend
odontalgic|us, a, um gegen Zahnschmerzen brauchbar
oleos|us, a, um ölig
ole|um, i; a Öl
ophthalmic|us, a, um für die Augen zu brauchen
-os|us, a, um (Endung) ... enthaltend
ovil|is, is, e vom Schaf
ov|um, i; a Ei
oxalic|us, a, um oxalsauer
oxydat|us, a, um mit Sauerstoff verbunden, oxydiert

past|a, ae; ae Teig
pastill|a, ae; ae Plätzchen
pectoral|is, is, e gegen Krankheiten der Lunge gebraucht
pedicul|i, orum Läuse
perforat|us, a, um durchlöchert
perpetu|us, a, um immerwährend
phosphorat|us, a, um Phosphor enthaltend
phosphoric|us, a, um phosphorsauer
phosphorus, i Phosphor
pilul|a, ae; ae Kügelchen, Pille
piper Pfeffer
piperit|us, a, um brennend wie Pfeffer
piscis Fisch
plumb|um, i Blei
pomat|us, a, um äpfelhaltig, äpfelsauer
porc|us, i Schwein
praecipitat|us, a, um gefällt
praeparat|us, a, um zubereitet
pro für

pulpa Mus, Brei
pultiform|is, is e, breiförmig
pulverat|us, a, um gepulvert
pulv|is, eris; eres Pulver
purgans abführend
purissim|us, a, um ganz rein
pur|us, a, um rein

rad|ix, icis; ices Wurzel
rectificat|us, a, um geläutert
resin|a; ae Harz
rhizoma Wurzelstock
rotul|a; ae runde Scheibe, Plätzchen
rub|er, ra, rum rot

saccharat|us, a, um Zucker enthaltend, mit Zucker überzogen
sacchar|um, i Zucker
sal, salis; salia Salz
salicylic|us, a, um salizylsauer
sap|o, onis; ones Seife
saponat|us, a, um Seife enthaltend
saturatio Sättigung
saturn|us, i = plumbum
sebum Talg
sem|en, inis; ina Samen
separanda (von den übrigen) gesondert aufzubewahrende (Stoffe)
sicc|us, a, um trocken, entwässert
silicic|us, a, um kieselsauer
simplex|, icis einfach
sinapis Senf
sirup|us, i; i Zuckersaft
solid|us, a, um fest
solubil|is, is, e löslich
solutio Lösung
solut|us, a, um gelöst
solvens lösend
species Tee
spiritus Weingeist
stann|um, i Zinn
sternutatori|us, a, um Niesen bewirkend
stibi|um, i Antimon
stip|es, itis; ites Stiel, Stengel
stomachal|is, is, e oder **stomachic|us, a, um** dem Magen zuträglich
sub- (Vorsilbe) unter, basisch
sublimat|us, a, um übergedampft, sublimiert
subtil|is, is, e fein
succ|us, i; i Saft
suill|us, a, um vom Schwein
sulfur Schwefel
sulfurat|us, a, um schwefelhaltig
sulfuric|us, a, um schwefelsauer
super- (Vorsilbe) über
suppositori|um; a Stuhlzäpfchen
syrupus = sirupus

tannic|us, a, um gerbsauer
tartaric|us, a, um weinsauer
tela Gewebe
terebinthina Terpentin
tinctur|a, ae; ae flüssiger Auszug, Tinktur
tost|us, a, um gebrannt
tri- (Vorsilbe) dreimal
trituratio Verreibung
trochisc|us, i; i Kreisel, Zeltchen
tube|r; ra Knolle

unguent|um, i; a Salbe
urs|us, i Bär
ust|us, a, um gebrannt
uv|a, ae Traube

vegetabil|is, is, e pflanzlich
venal|is, is, e verkäuflich
venenat|us, a, um vergiftet
venen|um; a Gift
vesicans blasenziehend
veterinari|us, a, um in der Tierheilkunde gebraucht
vinos|us, a, um weinhaltig
vin|um, i; a Wein
virid|is, is, e grün
viros|us, a, um giftig
viscum Leim
viv|us, a, um lebend
volatil|is, is, e flüchtig
vomic|us, a, um Brechen erregend

zinc|um, i Zink

Drogen, Chemikalien, Verbandstoffe, Zubereitungen.

Auf den folgenden Seiten sind die gebräuchlichsten Heilmittel aufgezählt und kurz beschrieben. Neben den amtlichen lateinischen [Schreibweise des DAB, also Hauptwörter groß, s. S. 16] und deutschen Namen sind die etwa üblichen gleichbedeutenden Benennungen (einschließlich der volkstümlichen) angegeben. Die Beschreibung, die sich durch häufige Anschauung der Stoffe selbst einprägt, beschränkt sich gewöhnlich auf einfache, sinnfällige Merkmale, wie Beschaffenheit, Farbe, Geruch und Geschmack, während Wirkung und Anwendung, sowie Herkunft und Gewinnung nur in besonderen Fällen erläutert sind.

***†Acetanilidum.** *Antifebrin.* Glänzende, geruchlose, weiße, schwach brennend schmeckende, in Wasser schwer lösliche Kristallblättchen.

***Acetum** (*crudum*). *Essig.* Klare, farblose bis gelbliche, sauer schmeckende und sauer riechende, Essigsäure enthaltende Flüssigkeit; durch Ausziehen der entsprechenden zerkleinerten Drogen mit Essig erhält man **aromatischen*, **Fingerhut-*, **Meerzwiebel-* und **Sabadillessig*.

***Acetum pyrolignosum crudum.** *Roher Holzessig.* Brenzlig riechende, sauer schmeckende Flüssigkeit von brauner Farbe, aus der durch Destillation der gelbliche **Gereinigte Holzessig*, **Acetum pyrolignosum rectificatum,** gewonnen wird.

***Acidum aceticum** (*concentratum*). *Essigsäure. Acetum glaciale. Eisessig.* Klare, farblose, ätzende, stechend sauer riechende, bei +10° erstarrende, mit Wasser mischbare Flüssigkeit; Vorsicht!

***Acidum acetylosalicylicum.** *Azetylsalizylsäure.* [W]*Aspirin.* Weiße, geruchlose, schwach sauer schmeckende, sehr schwer in Wasser lösliche Nädelchen.

***☠Acidum arsenicosum.** *Arsenige Säure. Weißer Arsenik. Giftmehl.* Weißes Pulver ohne Geruch; Vorsicht!!

***Acidum benzoïcum** (*sublimatum*). *Benzoësäure. Flores Benzoës.* Aus Benzoëharz gewonnene, seidenglänzende, gelbe bis bräunliche, brenzlig und nach Benzoë riechende, schwer in Wasser lösliche Blättchen oder Nadeln.

***Acidum boricum.** *Borsäure. Acidum boracicum.* Farblose, glänzende, fettig sich anfühlende, in etwa 20 Teilen Wasser lösliche Schuppen oder ein ebensolches Pulver.

---

* heißt: im DAB aufgenommen; †: vorsichtig aufzubewahren, giftig; ☠: sehr vorsichtig aufzubewahren, sehr giftig; [W]: Wortschutz.

***†Acidum carbolicum.** *Karbolsäure. Acidum phenylicum. Phenol.* Farblose, an der Luft rötlich werdende Kristallmasse von eigenartigem Geruch; sie schmilzt bei +40° und bleibt, mit $^1/_{10}$ Wasser gemischt, flüssig; aus der so erhaltenen **Verflüssigten Karbolsäure*, **Acidum carbolicum liquefactum,** erhält man durch Verdünnen mit Wasser **Karbolwasser*, **Aqua carbolisata.**

***†Acidum chromicum.** *Chromsäure (-Anhydrid).* Braunrote, stahlglänzende, zerfließliche, in Wasser leicht lösliche, ätzende Kristalle; Vorsicht!

***Acidum citricum.** *Zitronensäure.* Farblose, leicht in Wasser lösliche, sauer schmeckende, geruchlose Kristalle.

***†Acidum diaethylbarbituricum.** *Diäthylbarbitursäure.* [W]*Veronal.* Farb und geruchlose, schwach bitter schmeckende Kristallblättchen.

***Acidum formicicum.** *Ameisensäure. Acidum Formicarum.* Klare, farblose, stechend sauer riechende, sauer schmeckende, ätzende, mit Wasser mischbare Flüssigkeit; Vorsicht!

***Acidum gallicum.** *Gallussäure.* Farblose oder schwach gelbliche Nadeln.

***†Acidum hydrochloricum.** *Salzsäure. Acidum muriaticum.* Klare, farblose, stechend sauer riechende, sauer schmekkende, ätzende, mit Wasser in jedem Verhältnis mischbare Flüssigkeit, deren Dämpfe bei Annäherung von Ammoniak (Salmiakgeist) weiße Nebel bilden; Vorsicht!

***Acidum lacticum.** *Milchsäure.* Klare, farb- und geruchlose, mit Wasser mischbare, dicke, sauer schmeckende Flüssigkeit.

***†Acidum nitricum** (*purum*). *Salpetersäure.* Farblose, saure Flüssigkeit. ***†Acidum nitricum crudum.** *Rohe Salpetersäure.* Farblos bis gelblich, rauchend. ***†Acidum nitricum fumans.** *Rauchende Salpetersäure. Aqua fortis. Scheidewasser.* Rotbraune Flüssigkeit, die erstickend riechende Dämpfe entwickelt. Alle drei Salpetersäuren ätzen; Vorsicht!

Acidum oleïnicum crudum. *Ölsäure. Oleïn.* Gelbbraune, ölige, etwas ranzig riechende, zum Putzen von Metallen gebrauchte Flüssigkeit.

†Acidum oxalicum. *Oxalsäure. Kleesäure. Zuckersäure.* Farb- und geruchlose, wasserlösliche, sauer schmeckende Kristalle.

***Acidum phosphoricum.** *Phosphorsäure.* Klare, farb- und geruchlose, sauer schmeckende Flüssigkeit.

†Acidum picrinicum oder **picronitricum.** *Pikrinsäure.* Glänzende, gelbe, mit 87 Teilen Wasser eine stark färbende Lösung gebende Blättchen.

***Acidum salicylicum.** *Salizylsäure.* Weiße, geruchlose, leichte, nadelförmige, süßlich kratzend schmeckende, beim Zerreiben im Mörser elektrisch werdende Kristalle.

***†Acidum sulfuricum** (*purum concentratum*). *Schwefelsäure.* ***†Acidum sulfuricum crudum.** *Rohe* oder *englische Schwefelsäure. Vitriolöl.* Klare, farblose, dicke ölige, schwere, stark ätzende Flüssigkeiten, die Kleider zerfressen und Holz unter Verkohlung schwärzen und sich mit Wasser unter starkem Erhitzen mischen. (Säure unter Umrühren und in dünnem Strahl zum Wasser gießen, nicht umgekehrt!) Vorsicht!!

***Acidum tannicum.** *Gerbsäure. Tannin.* Schwach gelbliches, eigenartig riechendes, zusammenziehend schmeckendes, in Wasser lösliches Pulver.

***Acidum tartaricum.** *Weinsäure. Weinsteinsäure.* Farb- und geruchlose säulenförmige Kristalle, von saurem Geschmack, in Wasser leicht löslich.

***†Acidum trichloraceticum.** *Trichloressigsäure.* Farblose, ätzende, stechend riechende, zerfließliche Kristalle; Vorsicht!

***Adeps Lanae anhydricus.** *Wasserfreies Wollfett.* [w]*Lanolinum anhydricum.* [w]*Lanolin.* Hellgelbes, aus der Schafwolle gewonnenes, salbenartiges Fett, das (im Gegensatz zu anderen Fetten) sich nur schwer zersetzt (ranzig wird) und sich mit großen Mengen Wasser mischen läßt.

***Adeps suillus.** *Schweineschmalz. Axungia Porci. Schmalz. Schweinefett.* Weißes, eigenartig riechendes Fett, leicht ranzig werdend.

***Aether.** *Äther. Aether sulfuricus. Schwefeläther.* Farblose, eigenartig riechende, leichte, leicht bewegliche, flüchtige und entzündliche Flüssigkeit, die beim Verdunsten auf der Haut starkes Kältegefühl hervorruft; Vorsicht bei Licht! (S. S. 95.) Umgießen mit Hilfe eines Trichters!

***Aether aceticus.** *Essigäther.* Klare, farblose, leicht entzündliche Flüssigkeit von eigenartigem, erfrischendem Geruch.

***†Aether bromatus.** *Äthylbromid. Bromäther.* Klare, farblose, schwere, leicht siedende Flüssigkeit von ätherischem Geruch.

***†Aether chloratus.** *Äthylchlorid. Chloräther.* Klare, farblose Flüssigkeit, die schon bei +10° siedet und daher in starken Gefäßen mit festem Verschluß in den Handel kommt.

Agar. *Agar.* Dünne, der Seele eines Gänsekiels ähnliche oder dickere vierkantige, farb-, geruch- und geschmacklose, aus eingetrocknetem Pflanzenschleim bestehende, wasserlösliche Stäbe.

***Alcohol absolutus.** *Absoluter Alkohol.* Fast wasserfreier Weingeist (s. Spiritus).

Albumen Ovi siccum. *Getrocknetes Hühnereiweiß.* Gelbliche, durchscheinende, geruchlose, fade schmeckende, in kaltem Wasser aufquellende und bei +50° sich lösende Stücke.

Alcaloïda. *Alkaloïde.* In manchen Pflanzen enthaltene und daraus gewinnbare starke Gifte, von meist hoher Heilkraft.

***Aloë.** *Aloë. Succus Aloës inspissatus.* Glänzende, dunkelbraune Massen oder grünbraunes Pulver von eigenartigem Geruch und bitterem Geschmack.

***Alumen** (*kalicum*). (*Kali-*)*Alaun.* Farblose Kristalle oder farbloses Pulver ohne Geruch, von süßlich zusammenziehendem Geschmack, in 11 Teilen Wasser löslich, beim Erwärmen Kristallwasser verlierend und sich in ***Alumen ustum,** *gebrannten Alaun,* ein weißes Pulver, verwandelnd.

***Aluminium sulfuricum.** *Aluminiumsulfat. Schwefelsaure Tonerde.* Weiße, geruchlose, kristallinische, sehr leicht in Wasser lösliche Stücke von saurem und zusammenziehendem Geschmack.

***Ammoniacum.** *Ammoniakgummi.* Ein bräunliches, auf dem frischen Bruch glänzend weißliches Gummiharz von eigenartigem Geruch.

***Ammonium bromatum.** *Ammoniumbromid. Bromammonium.* Weißes, kristallinisches, geruchloses, leicht feucht werdendes und leicht in Wasser lösliches Pulver.

***Ammonium carbonicum.** *Ammoniumkarbonat. Kohlensaures Ammonium. Sal volatile. Hirschhornsalz.* Farblose, dichte, kristallinische Kuchen von stechendem Ammoniakgeruch, an der Luft in ein weißes Pulver zerfallend.

***Ammonium chloratum.** *Ammoniumchlorid. Chlorammonium. Salmiak.* Farb- und geruchlose kristallinische Kuchen oder ebensolches Pulver von salzigem Geschmack, in Wasser leicht löslich.

Ammonium sulfo-ichthyolicum. *Ichthyol.* Braune, teerigölige Flüssigkeit von eigenartigem Geruch.

***Amygdalae.** *Mandeln. Semen Amygdalae.* Eiförmige, plattgedrückte, einerseits zugespitzte, braune, schilfrige, ölhaltige Samen von mildem (*süße Mandeln,* **Amygdalae dulces**) oder bitterem Geschmack (*bittere Mandeln,* **Amygdalae amarae**).

***Amylum Tritici.** *Weizenstärke.* Weißes, geruch- und geschmackloses, zusammenbackendes, beim Reiben zwischen den Fingern knirschendes Pulver.

***Aqua Calcariae.** *Kalkwasser. Aqua Calcis.* Eine gesättigte Lösung des schwer löslichen gelöschten Kalkes in Wasser; farblos, laugenhaft schmeckend, klar, aber an der Luft sich trübend.

***Aqua carbolisata.** *Karbolwasser.* Mischung von verflüssigter Karbolsäure und Wasser (2 bis 5 Teile auf 100).

***Aqua chlorata.** *Chlorwasser. Aqua Chlori.* Gelbliche, klare Flüssigkeit von erstickendem Geruch.

***Aqua destillata.** *Destilliertes Wasser.* Farb- und geruchlose, fade schmeckende Flüssigkeit, der die im Leitungswasser gelösten festen Bestandteile durch Destillation genommen sind.

Aquae destillatae. *Destillierte Wässer.* Im Destillierapparat aus zerkleinerten Drogen gewonnene, nach letzteren riechende und schmeckende Flüssigkeiten, z. B.: **Bittermandel-, *Fenchel-, *Pfefferminz-* und **Zimtwasser.*

***Aqua Plumbi** (*Goulardi*). *Bleiwasser. Kühlwasser. Aqua saturnina.* Farblose Mischung von Bleiessig mit Wasser, die schwach süß und zusammenziehend schmeckt und beim Stehen in nicht ganz gefüllten Gefäßen einen weißen Bodensatz bildet.

***†Argentum nitricum** (*fusum*). *Silbernitrat. Salpetersaures Silber. Lapis infernalis. Höllenstein.* Farblose, glänzende, durchscheinende, ätzende, in Wasser sehr leicht lösliche Stangen oder Kristalle, die an den Fingern schwarze Flecke erzeugen und mit pflanzlichen Stoffen sich zersetzen. Daher ist Silbernitrat zur Anfertigung einer Pillenmasse mit Ton und Wasser anzustoßen.

***†Argentum proteïnicum.** *Albumosesilber, [w]Protargol.* Feines, braungelbes, stäubendes Pulver; zur Herstellung einer Lösung schüttet man es in einem Becherglase auf Wasser (ohne Umrühren!).

***Asa foetida.** *Asant. Gummi-Resina foetida. Stinkasant. Teufelsdreck.* Ein am Knoblauchgeruch leicht erkenntliches Gummiharz.

***☠Atropinum sulfuricum.** *Atropinsulfat. Schwefelsaures Atropin.* Ein in Wasser leicht lösliches, meist in Körnchen vorrätiges, äußerst giftiges Alkaloid; Vorsicht!!

Avena excorticata. *Geschälter Hafer.* Von der Schale befreite und gewalzte Haferfrüchte.

***Balsamum Copaivae.** *Kopaivabalsam.* Klare, durchsichtige, stark lichtbrechende, dicke, gelbe bis bräunliche Flüssigkeit von eigenartigem gewürzigen Geruch und bitterlichem Geschmack.

***Balsamum Peruvianum.** *Perubalsam.* Dunkelbraune, undurchsichtige, dicke Flüssigkeit von vanilleartigem Geruch.

†Baryum carbonicum. *Bariumkarbonat. Kohlensaures Barium.* Ein weißes, geruchloses, in Wasser unlösliches, schweres Pulver; Vorsicht!

***†Baryum chloratum.** *Bariumchlorid. Chlorbarium.* Farb- und geruchlose, in Wasser leicht lösliche giftige Kristalle; Vorsicht!

***Benzaldehydum.** *Benzaldehyd. Künstliches Bittermandelöl.* Farblose, nach angefeuchteten bitteren Mandeln riechende Flüssigkeit.

Benzinoformium. *Tetrachlorkohlenstoff.* Schwere, farblose, ätherisch riechende Flüssigkeit; für manche Zwecke ein nicht feuergefährlicher Ersatz des Benzins.

***Benzinum Petroleï.** *Petroleumbenzin. Benzin.* Farblose, leichte, leicht bewegliche, feuergefährliche Flüssigkeit, die eigenartig riecht, auf die Hand gegossen schnell verdunstet und Kältegefühl erzeugt; Vorsicht bei Licht! (S. S. 95.)

***Benzoë.** *Benzoë(harz). Gummi-Resina Benzoë.* Braunrotes oder gelbbraunes, angenehm riechendes Harz.

***Bismutum ubgallicum.** *Wismutsubgallat. Basisch gallussaures Wimut.* w*Dermatol.* Zitronengelbes, geruch- und geschmackloses, unlösliches Pulver.

***Bismutum subnitricum.** *Wismutsubnitrat. Basisch salpetersaures Wismut.* Schweres, weißes, in Wasser unlösliches Pulver.

***Bolus** *(Argilla)* **alba.** *Weißer Ton.* Weißes, unlösliches Pulver, das sich mit Wasser unter Entwicklung des eigenartigen „Tongeruchs“ zu einer knetbaren Masse verarbeiten läßt und daher zur Anfertigung solcher Pillen gebraucht werden kann, deren wirksame Bestandteile durch pflanzliche Stoffe sich verändern; s. Argentum nitricum.

Bolus *(Argilla)* **rubra.** *Roter Ton.* Durch Eisengehalt rot gefärbter Ton

***Borax.** *Borax. Natrium biboracicum.* Weißes, schwer in Wasser lösliches Pulver von laugenhaftem Geschmack.

***†Bromoformium.** *Bromoform.* Farblose, klare, schwere, süßlich riechende und süß schmeckende Flüssigkeit; Vorsicht!

***†Bulbus Scillae.** *Meerzwiebel. Radix Scillae* oder *Squillae.* Gelblichweiße, geruchlose, schleimig-bittere, in trockenem Zustande harte, spröde, an der Luft leicht Feuchtigkeit anziehende und davor zu schützende Streifen, aus den fleischigen Schalen einer kindskopfgroßen südländischen Zwiebel geschnitten.

***Calcaria chlorata.** *Chlorkalk. Bleichkalk.* Weißes, nach Chlor riechendes, in Wasser nur teilweise lösliches Pulver, das leicht feucht wird, durch Wärme und Licht sich zersetzt und daher kühl und trocken aufzubewahren ist.

***Calcaria usta.** *Gebrannter Kalk. Calx viva. Ätzkalk.* Feste, weiße Stücke, die mit Wasser besprengt, unter Erhitzung in ein trocknes Pulver (gelöschten Kalk) zerfallen.

***Calcium carbonicum praecipitatum.** *Gefälltes Kalziumkarbonat. Kohlensaurer Kalk.* Zartes, weißes, färbendes, geruch- und geschmackloses Pulver, nicht in Wasser, aber in sauren Flüssigkeiten (z. B. Essig) unter Aufbrausen (Kohlensäureentwicklung) löslich.

***Calcium phosphoricum.** *Kalziumphosphat. Phosphorsaurer Kalk.* Weißes, geruchloses, nur wenig in Wasser lösliches Pulver.

***Calcium sulfuricum ustum.** *Gebrannter Gips.* Weißes Pulver, das, mit wenig Wasser zu einem Brei angerührt, bald erhärtet.

***Camphora.** *Kampfer.* Weiße, an der Luft sich verflüchtigende Kuchen von eigenartigem Geruch, die sich in Weingeist und Äther lösen und nach dem Besprengen mit diesen Flüssigkeiten pulvern lassen.

***†Cantharides.** *Spanische Fliegen* (falsche Benennung!). *Pflaster-* oder *Blasenkäfer.* Dunkle, grün und bläulich schillernde Käfer. (!) oder ein graubraunes, mit glänzenden grünen Teilchen durchsetztes Pulver von starkem, eigenartigem Geruch; Vorsicht! s. S. 96.

Capsulae amylaceae. *Stärkekapseln.* Sie bestehen aus zwei runden, meist etwas ungleich großen Hälften, die nach dem Beschicken mit Pulver zusammengeklebt oder ineinander geschoben werden und nach Befeuchtung mit Wasser heil zu verschlucken sind.

Capsulae gelatinosae. *Leim-* oder *Gelatinekapseln.* Bestehen aus zwei etwas ungleich großen, einerseits geschlossenen Röhren, die, nachdem die kleinere mit Flüssigkeit oder Pulver gefüllt ist, ineinander geschoben werden und heil zu verschlucken sind.

***Carbo Ligni pulveratus.** *Gepulverte Holzkohle. Carbo vegetabilis* oder *Tiliae.* Schwarzes, stark färbendes Pulver.

***Carboneum sulfuratum.** *Schwefelkohlenstoff.* Farblose bis gelbliche, lichtbrechende, nach Knoblauch riechende, feuergefährliche Flüssigkeit, deren Dämpfe giftig sind; Vorsicht! s. S. 95.

Caricae. *Feigen.* Die äußerst süß schmeckenden, ursprünglich birnförmigen, aber meist durch die Verpackung plattgedrückten Fruchtstände des südländischen Feigenbaumes.

***Carrageen.** *Isländisches Moos* (Name unrichtig). Getrocknete Meeresalgen; gelblich, knorpelig, in Wasser aufquellend und schlüpfrig werdend.

***Caryophylli** *(aromatici). Gewürznelken.* Die noch geschlossenen, braunen, stark eigenartig riechenden und brennend schmeckenden, ihrer Form wegen auch Näglein (Nelken) genannten Blüten eines ostasiatischen Baumes; bei Vollwertigkeit schwimmen sie aufrechtstehend im Wasser oder sinken unter.

***Catechu.** *Katechu.* Geruchlose, zusammenziehend schmekkende, dunkelbraune Stücke oder ebensolches Pulver.

***Cautschuc.** *Kautschuk. Gummi elasticum.* Aus dem Milchsaft ausländischer Gewächse gewonnene, braune, zähe, biegsame Masse.

***Cera alba.** *Weißes Wachs.* Kreisrunde, weiße Platten von etwas ranzigem Geruch, aus Bienenwachs durch Bleichen an der Sonne unter Besprengen mit Wasser gewonnen.

***Cera flava.** *Gelbes Wachs. Bienenwachs.* Gelbe, schwach nach Honig riechende Stücke von körnigem Bruch.

***Cerata.** *Zerate.* Harte, in Stangen- oder Täfelchenform gebrachte Salben, deren Grundlage Wachs ist.

***†Cerussa.** *Bleiweiß.* Ein schweres, weißes, in Wasser unlösliches Pulver von großer Färbekraft.

***Cetaceum.** *Walrat.* Ein weißes, glänzendes, blättrig-kristallinisches Fett.

***Charta nitrata.** *Salpeterpapier. Asthmapapier. Charta antiasthmatica.* Mit einer starken Salpeterlösung getränktes und getrocknetes, beim Anzünden langsam und gleichmäßig verglimmendes Filtrierpapier.

***Charta sinapisata.** *Senfpapier. Senfpflaster.* Einen dünnen, mit Hilfe von Kautschuklösung befestigten Überzug von feinem Senfmehl tragendes, beim Eintauchen in Wasser Senfgeruch entwickelndes Papier.

***Chininum hydrochloricum.** *Salzsaures Chinin. Chininum muriaticum* und ***Chininum sulfuricum.** *Schwefelsaures Chinin.* Weiße, äußerst bitter schmeckende Kristallnadeln.

***†Chloralum hydratum.** *Chloralhydrat. Hydras Chlorali.* Perlförmige, stechend riechende, bitter schmeckende, leicht in Wasser lösliche Kristalle; Vorsicht!

***†Chloroformium.** *Chloroform.* Klare, farblose, süßlich riechende, süß schmeckende, schwere, flüchtige Flüssigkeit; Vorsicht!

***†Chrysarobinum.** *Chrysarobin. Acidum chrysophanicum.* Mattes, gelbes Pulver, mit dem vorsichtig zu arbeiten ist, da es stäubt und Schleimhäute reizt; nach dem Umgehen mit der Droge Hände sorgfältig waschen!

***†Cocaïnum hydrochloricum** oder *muriaticum. Salzsaures Kokaïn.* Weiße, leicht in Wasser lösliche, geruchlose, bitter schmeckende, auf der Zunge das Gefühl der Unempfindlichkeit hervorrufende, aus Kokablättern gewonnene Kristallchen; Vorsicht!

***†Codeïnum phosphoricum.** *Phosphorsaures Kodeïn.* Weiße, leicht in Wasser lösliche, bitter schmeckende Kriställchen; Vorsicht!

***†Coffeïnum.** *Koffeïn. Kaffeïn.* Aus der Kaffeebohne gewonnene weiße, glänzende, biegsame, nadelförmige Kristalle.

Colla Piscium. *Hausenblase. Ichthycolla. Fischblase.* Weiße, zähe, biegsame, in kaltem Wasser aufquellende, beim Erwärmen sich lösende Blätter, zur Herstellung von („englischem") Hautpflaster verwandt.

***Collemplastra.** *Kautschukpflaster.* Mit Zinkoxyd, Quecksilber und anderen wirksamen Stoffen versetzte, auf Leinen gestrichene Pflaster, die ihre (auch ohne Anwärmen) bedeutende Klebkraft dem Gehalt an Kautschuk verdanken; s. Emplastra.

***Collodium.** *Kollodium.* Dickölige, farblose bis gelbliche, nach Äther riechende Flüssigkeit, die ausgestrichen eintrocknet und eine Haut hinterläßt; feuergefährlich!

***Colophonium.** *Geigenharz.* Aus dem dickflüssigen Harz von Fichten durch Abdestillieren des Terpentinöls gewonnene, gelbe bis bräunliche, glasartig spröde und in scharfkantige Bruchstücke zerspringende Massen.

Cortices. *Rinden.*

Unter diesem Namen sind die Rinden von Bäumen und Sträuchern sowie die Schalen einiger Früchte gebräuchlich; sie werden geschnitten oder zerstoßen angewandt und gleichen in diesem Zustand in Geruch, Geschmack und Wirkung der ganzen Droge, aber nicht immer in Farbe.

***Cortex Aurantii Fructus.** *Pomeranzenschale.* Die in Längsviertel zerschnittene und von dem inneren weißen Gewebe gesäuberte, außen bräunliche, oberflächlich kleinwarzige, gewürzig riechende Fruchtschale der reifen südeuropäischen Pomeranze.

***Cortex Cascarillae.** *Kaskarillrinde.* Graue, mit silberweißer dünner Korkschicht bedeckte Rinnen und Röhren.

***Cortex Chinae.** *Chinarinde. Fieberrinde.* Rotbraune Rinnen oder Röhren von faserigem Bruch und bitterem Geschmack.

Cortex Cinnamomi Cassiae. *Zimtrinde. Chinesischer Zimt.* Dunkelbraune Rinnen von eigenartigem gewürzigen Geruch und Geschmack.

***Cortex Cinnamomi (Ceylonici).** *Ceylonzimt.* Hellbraune, glatte, dünne, zu mehreren ineinander geschobene Röhren, ähnlich wie vorige riechend und schmeckend.

***Cortex Citri Fructus.** *Zitronenschale.* Die in Schraubenbändern abgeschälte, bräunlichgelbe, warzige Fruchtschale der Zitrone, von gewürzigem Geruch und Geschmack.

***Cortex Condurango.** *Kondurangorinde.* Röhren oder Rinnen, etwas verbogen, außen graubraun, innen heller; Abkochung muß vor dem Abpressen erkalten, damit sich die durch Hitze abgeschiedenen wirksamen Bestandteile wieder lösen.

***Cortex Frangulae.** *Faulbaumrinde.* Außen grauschwarze, mit helleren Flecken (je 2 dünne Querstriche) versehene, innen gelbrote bis bräunliche, bitter schmeckende, den Speichel gelb färbende Röhren; Wirkung: abführend, im ersten Jahr auch brecherregend; daher erst nach einjähriger Lagerung zu brauchen.

***Cortex** *(radicis)* **Granati.** *Granat(wurzel)rinde.* Graugelbe verbogene Rinnen.

***Cortex Quercus.** *Eichenrinde.* Außen silbergraue oder graubraune, innen hellere, längsstreifige Röhren von herbem Geschmack.

***Cortex Quillajae.** *Seifenrinde. Panamarinde* oder *-späne.* Flache gelblichweiße Rinde, deren beim Brechen entstehender Staub zum Niesen reizt; Abkochung schäumt stark beim Schütteln.

***Crocus.** *Safran.* Dunkelbraunrote, Wasser stark färbende, eigenartig riechende Fäden; des hohen Preises wegen Verfälschungen mit ausgezogenem Safran, zerschnittenen rotbraunen Blütenblättern, getrockneten Fleischfasern und anderen Mitteln unterworfen.

***Cubebae.** *Kubeben.* Dunkle, kugelige, oberflächlich runzlige, pfefferähnliche, kurzgestielte Früchte.

*†**Cuprum sulfuricum.** *Kupfersulfat. Schwefelsaures Kupfer. Blauer Vitriol.* Große, blaue, glänzende, durchscheinende, leicht in Wasser lösliche Kristalle.

***Dammara.** *Dammarharz.* Gelblichweißes, durchsichtiges, zerreibliches Harz von Tropfstein-, Eier- oder Keulenform.

***Flores Chamomillae.** *Kamillen(tee). Mutterkraut.* Die aus zahlreichen kleinen, gelben, in der Mitte stehenden röhrenförmigen und einem Kranz von weißen zungenförmigen Blüten bestehenden und von einem grünen Hüllkelch umgebenen Blütenköpfe der Kamille, eines hier und da, namentlich auf Sand- und Lehmboden massenhaft auftretenden Unkrauts; echte Kamillen sind von apfelartigem Geruch und bitterem Geschmack und unterscheiden sich von ähnlichen Blütenständen (z. B. denen der Hundskamille) durch einen spitzkegelförmigen, nackten, hohlen, durch Abkratzen der kleinen Blüten bloßzulegenden Blütenboden.

***Flores Cinae.** *Zitwerblüten. Semen Cinae. Wurmsamen.* Die sehr kleinen samenähnlichen, noch nicht aufgegangenen, kampferartig riechenden, widerlich bitter schmeckenden Blütenköpfe eines südwestasiatischen Krauts.

***Flores Koso.** *Kosoblüten.* Die blaßrötlichen, durch dünne, durchscheinende, netzadrige Kronblätter ausgezeichneten Blüten eines Baumes in Abessinien.

***Flores Lavandulae.** *Lavendelblüten.* Die blauen, gewürzig riechenden Lippenblüten des Lavendelkrauts.

***Flores Malvae.** *Malvenblüten. Käsepappelblüten.* Die blauen, schleimig schmeckenden Blüten der wilden Malve.

Flores Lamii albi. *Weiße Taubnesselblüten.* Die weißen Lippenblüten der Taubnessel (Bienensaug), eines verbreiteten Unkrauts.

Flores Pyrethri pulverati. *Pulvis contra Insecta. Insektenpulver.* Das gelbe, zum Niesen reizende, durch Zermahlen der kleinen, noch nicht aufgegangenen Blütenköpfe eines Krauts in Dalmatien und Persien erhaltene Pulver.

Flores Rhoeados. *Klatschmohn.* Die dunkelroten, zarten Blütenblätter des Klatschmohns, eines Unkrauts in Kornfeldern.

***Flores Sambuci.** *Holunderblüten. Fliedertee.* Die gelblichen, kräftig riechenden Blüten des Holunderstrauchs.

***Flores Tiliae.** *Lindenblüten.* Die grünlichgelben Blüten des Lindenbaums samt dem dünnen zungenförmigen Hochblatt, auf dem sie stehen.

***Flores Verbasci.** *Wollblumen. Königskerzenblumen.* Die goldgelben, honigartig riechenden, schleimig-süß schmeckenden Blumenkronen der Königskerze, eines durch den langen Blütenstand und große, wollig behaarte Blätter auffallenden Krauts.

Folia. *Blätter.*

Die meisten Blätter haben keine einfachen, auffallenden und leicht erkennbaren Merkmale; sie sind gewöhnlich unterseits etwas blasser als oben und haben mehr oder weniger deutliche Nerven oder Adern.

***Folia Althaeae.** *Eibischblätter.* Die samtweich behaarten, schleimig schmeckenden, geruchlosen grünen Blätter des echten Eibischs, eines angebauten Krauts.

***†Folia Belladonnae.** *Tollkirschenblätter. Belladonnablätter.* Die fast kahlen, grünen, betäubend riechenden, bitter schmeckenden Blätter der durch Atropingehalt giftigen Tollkirsche, eines Krauts mit kirschenähnlichen Beerenfrüchten in schattigen Wäldern.

***†Folia Coca.** *Kokablätter.* Die lederigen, durch zwei, rechts und links neben der Mittelrippe bogig verlaufende Linien gekennzeichneten, Kokaïn enthaltenden Blätter eines südamerikanischen Strauchs.

***†Folia Digitalis.** *Fingerhutblätter.* Die durch ein äußerst feines, reich verzweigtes Adernetz gekennzeichneten, schwach und eigenartig riechenden, widerlich bitter schmeckenden, giftigen Blätter des roten Fingerhuts, eines mannshohen, an sonnigen Plätzen von Bergwäldern große Bestände bildenden Krauts mit langer, einseitswendiger Traube der glockenförmigen roten Blüten.

***Folia Farfarae.** *Huflattichblätter.* Die oben sattgrünen, unten durch dicht filzige Behaarung grauweißen, geruch- und geschmacklosen Blätter des Huflattichs, die sich nach der Blütezeit entwickeln.

***†Folia Hyoscyami.** *Bilsenkrautblätter. Herba Hyoscyami.* Die mattgraugrünen, behaarten, betäubend riechenden, bitter schmeckenden Blätter des Bilsenkrauts, eines giftigen Unkrauts.

***Folia Juglandis.** *Walnußblätter.* Die durch Kahlheit und je zwölf nach beiden Seiten von der Mittelrippe ausgehende, gleichmäßig starke, gerade Nerven gekennzeichneten Fiederblättchen des Walnußbaums.

***Folia Malvae.** *Malvenblätter. Käsepappelblätter.* Die samtweich behaarten, schleimig schmeckenden Blätter der wilden Malve.

***Folia Melissae.** *Melissenblätter. Zitronenmelisse.* Die kahlen, nach Zitrone riechenden Blätter des in Gärten gezogenen Melissenkrauts.

***Folia Menthae piperitae.** *Pfefferminz(blätter)tee.* Die kahlen, brennend und nachher kühlend schmeckenden, eigenartig stark riechenden, Pfefferminzöl enthaltenden Blätter des zum Arzneigebrauch angebauten Pfefferminzkrauts.

***Folia Salviae.** *Salbeiblätter.* Die durch fein gekerbten Rand, graufilzige Behaarung, Runzligkeit, eigenartigen Geruch und bitteren, herben Geschmack gekennzeichneten Blätter des in Gärten gezogenen Salbeikrauts.

***Folia Sennae.** *Sennesblätter.* Blaßgrüne, dünne, elliptische, am Grunde ungleichhälftige, kahle Fiederblätter des indischen Sennesstrauchs.

***†Folia Stramonii.** *Stechapfelblätter.* Fast kahle, betäubend riechende, bitter schmeckende Blätter des giftigen Stechapfelkrauts.

***Folia Trifolii febrini.** *Bitterklee. Fieberklee.* Stark bitter schmeckende Blätter des sumpfige Orte bewohnenden krautigen Dreiblatts oder Bitterklees.

***Folia Uvae Ursi.** *Bärentraubenblätter.* Kleine, kahle, lederartig derbe, glänzende, herb schmeckende Blätter der Bärentraube, eines wild wachsenden Halbstrauchs.

***†Formaldehyd solutus.** *Formaldehydlösung. Formalin.* Klare, farblose Flüssigkeit von eigenartig stechendem Geruch.

Fructus. *Früchte.*

Sie haben auffallende Merkmale, und selbst die einander sehr ähnlichen (aus zwei mehr oder weniger fest verwachsenen, mit fünf Längsrippen versehenen und durch Ölgehalt stark riechenden Teilfrüchten bestehenden) Früchte der Doldenträger (Anis, Fenchel, Kümmel u. a.) lassen sich leicht unterscheiden.

***Fructus Anisi** *(vulgaris). Anis(früchte).* Miteinander verbunden bleibende, umgekehrt birnförmige, graugrünliche Doldenfrüchte des angebauten und wild wachsenden Aniskrauts; sie haben stumpfe Leisten; die ähnlichen, giftigen Schirlingsfrüchte werden leicht mit Anis verwechselt, sind aber an den gekerbten Leisten zu erkennen.

***Fructus Aurantii immaturi.** *Unreife Pomeranzenfrüchte.* Unreif gesammelte, dunkelgraugrüne, matte, kugelrunde, harte, würzig riechende, bitter schmeckende Früchte des südländischen Pomeranzenbaumes.

***Fructus Capsici.** *Spanischer Pfeffer.* Fingerlange, kegelförmige, glänzend braunrote, brennend-scharf schmeckende Früchte des spanischen Pfeffers, eines in wärmeren Ländern angebauten Krauts.

***Fructus Cardamomi** *(minoris). Malabarkardamomen.* Fast kugelige oder stumpf dreikantige ausländische Früchte, die unter der weißen, strohartigen Schale braune, kantige, kampferartig riechende Samen bergen.

***Fructus Carvi.** *Kümmel(früchte).* Bogig gekrümmte, beiderseits spitze, hellbraune, gewürzig riechende Doldenteilfrüchte des Kümmels, eines auf Wiesen wild wachsenden oder angebauten Krauts.

Fructus Ceratoniae. *Johannisbrot. Siliqua dulcis.* Lange kastanienbraune, plattgedrückte, am Rande wulstige (große, braune, glänzende, sehr harte Samen enthaltende) Hülsenfrucht eines Baumes am Mittelmeer, von süßem Geschmack und etwas ranzigem Geruch.

***†Fructus Colocynthidis.** *Koloquinten.* Die apfelgroßen, kugeligen, geschälten, leichten Früchte eines ausländischen Gurkengewächses, im weißen, lockeren, bitter schmeckenden Gewebe zahlreiche, gelbliche Samen führend.

Fructus Coriandri. *Koriander.* Kugelrunde Doldenfrüchte mit ganz flachen Rippen, von gewürzigem Geruch und Geschmack.

Fructus Cynosbati. *Hagebutten.* Die glänzend roten, einer Einzelfrucht ähnlichen, borstige Früchte enthaltenden Fruchtstände der wilden Rose.

***Fructus Foeniculi.** *Fenchel(früchte).* Die grünlichen oder bräunlichen, meist in die, durch scharfe Leisten gekennzeichneten Teilfrüchte zerfallenen, eigenartig riechenden Doldenfrüchte des in Thüringen angebauten Fenchels.

***Fructus Juniperi.** *Wacholderbeeren. Baccae Juniperi.* Die kugelrunden, matten, blauschwarzen, gewürzig riechenden, etwas süß schmeckenden Früchte des auf Heiden häufigen Wacholderstrauchs.

***Fructus Lauri.** *Lorbeeren. Baccae Lauri.* Die kugelrunden oder ovalen, unter der braunschwarzen, runzligen, trocknen Schale einen bräunlichen, fettigen Kern zeigenden Früchte des am Mittelmeer heimischen Lorbeerbaums.

***Fructus Papaveris.** *Mohnfrüchte. Mohnköpfe.* Die unreifen, tonnenförmigen, der Länge nach halbierten, gelblichen, noch einige der zahlreich vorhanden gewesenen, kleinen Samen tragenden, giftigen Kapselfrüchte des Schlafmohns, eines als Ziergewächs und zur Ölgewinnung angebauten Krautes.

Fructus Vanillae. *Vanille(früchte).* Die handlangen, bleistiftdicken, braunschwarzen, eigenartig gewürzig riechenden, außen oft mit ausgeschiedenem Vanillin (nicht für Schimmel zu halten!) besetzten Früchte einer mexikanischen Kletterpflanze.

Fungus cervinus. *Hirschbrunst.* Kugelrunde, hasel- bis walnußgroße, hart- und dickschalige, runzlige, braunschwarze, ein schwarzes Mehl (Sporen) enthaltende Pilzfruchtkörper.

***Galbanum.** *Mutterharz.* Ein Gummiharz von gelblicher oder bräunlicher Farbe, Fettglanz und gewürzigem Geruch.

***Gallae.** *Galläpfel. Gallen.* Graugrüne, harte, schwere, höckerige, unten ein rundes Flugloch oder beim Zerschlagen im Innern die Reste eines Tieres zeigende Kugeln, als Wucherungen durch Gallwespenstich an Zweigen der Galleiche Kleinasiens entstanden.

***Gelatina alba.** *Weißer Leim. Gelatine.* Farb- und geruchlose, durchsichtige, glasartig glänzende, dünne, länglich-viereckige Tafeln, die in Wasser aufquellen und sich beim Erwärmen zu einem fade schmeckenden Schleim lösen.

***Globuli.** *Vaginalkugeln.* Bei Körperwärme schmelzende, kugelige, 4 bis 6 g schwere und in die Scheide einzuführende Arzneiform; s. S. 88.

***Glycerinum.** *Glyzerin(öl). Ölsüß.* Klare, farb- und geruchlose, dickölige, süß schmeckende, schwere Flüssigkeit.

***Gossypium** *(depuratum). Gereinigte Baumwolle. Verbandwatte.* Aus den weißen, sehr dünnen, mehrere Zentimeter langen Samenhaaren der in heißen Ländern gebauten Baumwollstaude bestehende Ballen; muß, auf Wasser geworfen, sich sofort vollsaugen und untersinken.

***Gummi arabicum.** *Arabisches Gummi.* Rundliche, weißliche oder gelbliche, spröde Stücke von scharfkantigem muschligen, glasglänzenden Bruch, die sich in Wasser zu einem fade schmeckenden Schleim lösen.

***Gutta Percha.** *Guttapercha.* Rötlichbraune Massen oder fast weiße Stangen, die in warmem Wasser erweichen und dann knetbar werden; ausgewalzt: Guttaperchapapier.

***†Gutti.** *Gummigutt.* Rotgelbe, walzenförmige, zerreibliche Stücke oder dunkelgelbes Pulver, geruchlos und von brennendem Geschmack.

Herbae. *Kräuter.*

Die Stengel von krautigen Gewächsen samt Blättern und Blüten.

***Herba Absynthii.** *Wermut.* Das bittere, gewürzig riechende, durch silbergrau behaarte Blätter und fast kugelige Blütenköpfe ausgezeichnete Kraut des Wermuts, eines wild wachsenden und zum Arzneigebrauch angebauten Gewächses.

***Herba Centauri.** *Tausendgüldenkraut.* Bitter schmeckendes, kahles Gewächs mit gegenständigen einfachen Blättern und gelbroten Blüten.

Herba Equiseti. *Schachtelhalm. Zinnkraut.* Ein infolge von Kieselsäuregehalt hartes und zum Scheuern von Holz und Zinn geeignetes, wild wachsendes Unkraut.

Herba Majoranae. *Meiran. Majoran.* Ein kräftig riechendes, als Wurstgewürz beliebtes, wild wachsendes Kraut.

***Herba Meliloti.** *Steinklee.* An seinen dreizähligen Blättern, gelben Schmetterlingsblüten und Waldmeistergeruch erkenntliches Kraut.

***Herba Serpylli.** *Quendel. Wilder Thymian.* Ein Kraut mit dünnem Stengel, gegenständigen Blättern und weißlichen oder purpurnen Lippenblüten von gewürzigem Geruch und Geschmack.

***Herba Thymi.** *(Garten-) Thymian.* Ein Kraut mit dünnem Stengel, gegenständigen, fast nadelförmigen Blättern, Lippenblüten und gewürzigem Geruch und Geschmack.

***Herba Violae tricoloris.** *Stiefmütterchen. Veilchentee.* Das blühende, süß-schleimig schmeckende, wild wachsende Stiefmütterchen.

***†Hexamethylentetraminum.** *Hexamethylentetramin.* [w] *Urotropin.* Farbloses, kristallinisches, brennbares Pulver mit schwachem Heringsgeruch.

***Hirudines.** *Blutegel. Suckelwürmer.* Lebende, etwa 10 cm lange, (nur noch selten) zum Blutsaugen gebrauchte Ringelwürmer, die am besten in Wasser von 10°, das öfter zu erneuern ist, aufbewahrt werden.

***Hydrargyrum.** *Quecksilber. Mercurius vivus.* Ein sehr schweres, silberweißes, flüssiges Metall, dessen sich schon bei gewöhnlicher Wärme entwickelnden Dämpfe gesundheitsschädlich sind.

***☠Hydrargyrum bichloratum** *(corrosivum* = zerstörend, ätzend). *Quecksilberchlorid. Sublimat. Mercurius corrosivus.* Schweres, rein weißes, wasserlösliches, ätzendes, stark giftiges Pulver; Vorsicht!!

***☠Hydrargyrum bijodatum** *(rubrum). Quecksilberjodid.* Scharlachrotes, schweres Pulver; Vorsicht!!

***†Hydrargyrum chloratum** (*mite* = mild). *Quecksilberchlorür. Kalomel.* Gelblichweißes, schweres, in Wasser unlösliches Pulver. Eine Quecksilberverbindung, die nicht zu den starken Giften gehört; man hüte sich vor Verwechslung mit dem äußerst gefährlichen Hydrargyrum **bichloratum**.

*☠ **Hydrargyrum oxydatum** *(rubrum). Quecksilberoxyd. Mercurius praecipitatus ruber. Roter Präzipitat.* Gelblichrotes, sehr schweres Pulver; Vorsicht!!

*☠ **Hydrargyrum oxydatum via humida paratum** („auf nassem Wege bereitet“). *Gelbes Quecksilberoxyd. Hydrargyrum oxydatum flavum.* Gelbes, sehr schweres Pulver; Vorsicht!!

*☠ **Hydrargyrum praecipitatum album.** *Weißer Quecksilberpräzipitat. Hydrargyrum amidato-bichloratum. Mercurius praecipitatus albus.* Weißes Pulver; Vorsicht!!

***Hydrargyrum sulfuratum rubrum.** *Rotes Quecksilbersulfid. Zinnober.* Lebhaft rotes, stark färbendes, schweres Pulver; unlöslich und ungiftig.

***Hydrogenium peroxydatum.** *Wasserstoffsuperoxydlösung.* Klare, farb- und geruchlose, schwach bitter schmekkende Flüssigkeit.

***Infusa.** *Aufgüsse.* Durch Übergießen mit heißem Wasser, fünf Minuten langes Erwärmen im Dampfbade und Durchseihen nach dem Erkalten aus dünnen Blättern, Blüten und flüchtige Stoffe enthaltenden Früchten erhaltene Auszüge; s. S 85.

*†**Jodoformium.** *Jodoform.* Zitronengelbes, kristallinisches Pulver von eigenartigem, anhaftendem Geruch.

*†**Jodum.** *Jod.* Stahlglänzende, schwarzgraue, schwere, eigenartig riechende, Papier und Kork zerstörende Kristallblätter.

*†**Kali causticum fusum.** *Kaliumhydroxyd. Ätzkali.* Weiße, harte, leicht feucht werdende und leicht in Wasser lösliche Stangen oder Stücke.

***Kalium bromatum.** *Kaliumbromid. Bromkalium.* Farb- und geruchlose, leicht in Wasser lösliche Kristalle oder weißes Pulver.

***Kalium carbonicum** *(e Tartaro). Kaliumkarbonat. Kohlensaures Kali. Reine Pottasche.* Weißes, grobkörniges, geruchloses, leicht feucht werdendes Pulver.

***Kalium chloricum.** *Kaliumchlorat. Chlorsaures Kali.* Farblose, glänzende, wasserlösliche Kriställchen; Vorsicht beim Mischen mit Kohle, Schwefel und organischen Stoffen (s. S. 95)!

Kalium chromicum *(flavum). Kaliumchromat. Gelbes chromsaures Kali.* Gelbe, leicht in Wasser lösliche Kristalle.

***Kalium dichromicum.** *Kaliumdichromat. Doppeltchromsaures Kali. Kalium chromicum rubrum.* Wasserlösliche, schöne, dunkelrote Kristalle.

***†Kalium jodatum.** *Kaliumjodid. Jodkalium.* Leicht in Wasser lösliche, farblose, glänzende, salzig-bitter schmeckende Kristalle.

***Kalium nitricum.** *Kaliumnitrat. Salpetersaures Kali. (Kali-)Salpeter.* Schneeweißes, wasserlösliches, kühlend salzig schmeckendes kristallinisches Pulver.

***Kalium permanganicum.** *Kaliumpermanganat. Übermangansaures Kali.* Dunkelblaue, fast schwarze, stahlglänzende, längliche, mit Wasser je nach Verdünnung eine tiefblaue bis blaß rötliche Lösung gebende Kristalle; Vorsicht (s. S. 95)!

***Kalium sulfuratum** (*pro balneo* = zum Bade). *Schwefelleber. Hepar Sulfuris. Schwefelkalium.* Frisch leberbraune, später gelblichgrün werdende, nach faulen Eiern riechende, wasserlösliche Massen.

***Kamala.** *Kamala.* Leichtes, geruch- und geschmackloses, braunrotes Pulver.

***†Kreosotum.** *Kreosot.* Gelbliche, klare, lichtbrechende, rauchig riechende Flüssigkeit.

Kreosotum carbonicum. [w]*Kreosotal.* Geruchlose, dicke, gelbliche, klare, durchsichtige Flüssigkeit.

Laminaria. *Laminariaquellstifte.* Aus den Stengeln eines Seetangs gedrechselte Stäbchen, die viel Feuchtigkeit aufsaugen und dadurch quellen.

***Lichen islandicus.** *Isländisches Moos* (unrichtige Benennung). Eine schleimhaltige, bitter schmeckende Flechte.

Lignum Campechianum. *Blauholz. Brasilienspäne.* Braune, harte, schwere, herb-süßlich schmeckende, den Speichel beim Kauen blau färbende Späne.

***Lignum Guaiaci.** *Guajakholz. Franzosenholz.* Schwere, in Wasser untersinkende, harte, braune oder grünbraune Späne.

***Lignum Quassiae.** *Quassiaholz. Bitterholz. Fliegenholz.* Weiße, stark bitter schmeckende Späne.

***Lignum Sassafras.** *Sassafrasholz. Fenchelholz.* Leichte, rötliche, fenchelähnlich riechende Holzstücke.

***Linimenta.** *Linimente.* Einreibungen von gleichmäßig dickflüssiger, sahniger Beschaffenheit, meistens verseiftes Öl enthaltend.

***Liquor Aluminii acetici.** *Aluminiumazetatlösung. Essigsaure Tonerdelösung.* Farblose, klare, süßlich-zusammenziehend schmeckende, nach Essig riechende Flüssigkeit.

***Liquor Ammonii caustici.** *Ammoniakflüssigkeit. Salmiakgeist.* Farblose, durchdringend stechend riechende Flüssigkeit, die beim Stehen an der Luft sich abschwächt und Korke zerstört (daher Glasstöpselflasche!).

***†Liquor Cresoli saponatus.** *Kresolseife.* ʷ*Lysol.* Klare, rötliche, ölartige, aber mit Wasser mischbare Flüssigkeit von eigenartigem Geruch.

***Liquor Ferri albuminati.** *Eisenalbuminatlösung.* Rotbraune, klare, nach Zimt riechende und schmeckende Flüssigkeit.

***Liquor Ferri sesquichlorati.** *Eisenchloridlösung.* Klare, rotbraune, stark zusammenziehend schmeckende Flüssigkeit; Vorsicht!

***†Liquor Kali caustici.** *Kalilauge.* Klare, farblose, ätzende Flüssigkeit, welche die damit benetzten Finger schlüpfrig macht; Vorsicht!

***☠Liquor Kalii arsenicosi.** *Fowlersche Arseniklösung.* Klare, farblose, nach Lavendelöl riechende Flüssigkeit; Vorsicht!!

***†Liquor Natri caustici.** *Natronlauge.* Klare, farb- und geruchlose, ätzende Flüssigkeit, welche die damit benetzten Finger schlüpfrig macht; Vorsicht!

***Liquor Natrii silicici.** *(Natron-) Wasserglas.* Klare, farb- und geruchlose, dicke Flüssigkeit, die ausgestrichen glasartig eintrocknet.

***†Liquor Plumbi subacetici.** *Bleiessig. Acetum Plumbi.* Klare, farblose, süß-zusammenziehend schmeckende Flüssigkeit, in der sich bei Luftzutritt eine weiße Trübung und Bodensatz bildet.

***†Lithargyrum.** *Bleiglätte. Bleioxyd. Glätte. Goldglätte* (wenn rötlich), *Silberglätte* (wenn gelblich). Gelbes oder gelbrotes, schweres Pulver.

***Lithium carbonicum.** *Lithiumkarbonat. Kohlensaures Lithium.* Leichtes, weißes Pulver, in kohlensäurehaltigem Wasser löslich.

***Lycopodium.** *Bärlappsporen. Hexenmehl.* Gelbes, feines, leicht bewegliches, auf Wasser schwimmendes, geruch- und geschmackloses Pulver.

†Lysoformium. ʷ*Lysoform.* Farblose, seifenhaltige, nach Formalin riechende Flüssigkeit.

†Lysolum. ʷ*Lysol.* Dem Liquor Cresoli saponatus äußerlich und in der Anwendung gleiche Flüssigkeit.

Macis. *Muskatblüte.* Gelbrote, zerbrechliche, gewürzig riechende und schmeckende Bänder.

***Magnesia usta.** *Gebrannte Magnesia. Bittererde.* Schneeweißes, feines, lockeres, leichtes, farb- und geruchloses, in Wasser fast unlösliches Pulver.

***Magnesium carbonicum.** *Basisches Magnesiumkarbonat. Kohlensaure Magnesia.* Schneeweißes, sehr leichtes, lockeres, in Wasser unlösliches Pulver.

***Magnesium sulfuricum.** *Magnesiumsulfat. Schwefelsaure Magnesia. Bittersalz.* Farb- und geruchlose, sehr bitter und salzig schmeckende, leicht lösliche kleine Kristalle, die beim Erwärmen Wasser verlieren und sich in **Entwässertes Magnesiumsulfat,* **Magnesium sulfuricum siccum,** ein weißes Pulver, verwandeln.

***Manna.** *Manna.* Gelbliche, schwach honigartig riechende, süß schmeckende, leicht lösliche Stücke.

***Mel.** *Honig.* Der weißgelbe bis braungelbe, frisch klare, dickflüssige, beim Altern körnig, dicker und undurchsichtig werdende, eigenartig riechende und süß schmeckende Bienenhonig.

***Mentholum.** *Menthol. Menthakampfer.* Aus dem Pfefferminzöl gewonnene, farblose, lange, auf die Haut gerieben Kühlung bewirkende, stark und erfrischend riechende Nadeln.

***†Minium.** *Mennige.* Schweres, rotes, in Wasser unlösliches Pulver.

***†Morphinum hydrochloricum** (oder *muriaticum*). *Morphinhydrochlorid. Salzsaures Morphin* oder *Morphium.* Weiße, leichte Würfel oder ebensolches Pulver, in Wasser löslich; Vorsicht!!

***Mucilago Gummi arabici.** *Gummischleim.* Gelbliche, dicke, klebende Lösung des arabischen Gummis.

***Myrrha.** *Myrrhe. Gummi-Resina Myrrha.* Ein gelbrotes bis braunes, schwach gewürzig riechendes, bitter schmeckendes Gummiharz.

Nafalanum. *Nafalan. Naphthalan.* Eine dunkelbraune, durchscheinende, gallertartige Salbe von eigenartigem Geruch.

***Naphthalinum.** *Naphthalin.* Farblose, glänzende, äußerst durchdringend riechende Kristalle.

***Naphtholum.** *β-Naphthol.* Farblose oder bräunliche, glänzende, schwach nach Karbol riechende Kriställchen.

***Natrium bicarbonicum.** *Natriumbikarbonat. Doppeltkohlensaures Natrium. Natron.* Weißes, geruchloses, wasserlösliches Pulver von schwach laugenhaftem und salzigem Geschmack.

***Natrium bromatum.** *Natriumbromid. Bromnatrium.* Weißes, geruchloses, salzig schmeckendes, leicht in Wasser lösliches Pulver.

***Natrium carbonicum** *(purum). (Reines) Natriumkarbonat. Kohlensaures Natrium.* — **Natrium carbonicum crudum.**

Soda. Rohes Natriumkarbonat. Farblose, durchscheinende, geruchlose, laugenhaft schmeckende Kristalle, aus denen sich durch Verwittern **Entwässertes Natriumkarbonat*, **Natrium carbonicum siccum,** ein weißes Pulver, bildet.

***Natrium chloratum.** *Natriumchlorid. Chlornatrium. Kochsalz.* Weiße, geruchlose, salzig schmeckende, wasserlösliche Kristalle oder ebensolches Pulver.

***†Natrium jodatum.** *Natriumjodid. Jodnatrium.* Weißes, an der Luft leicht feucht werdendes Pulver.

***Natrium phosphoricum.** *Natriumphosphat. Phosphorsaures Natrium* Farb- und geruchlose, durchscheinende, verwitternde, wasserlösliche, mild salzig und kühlend schmeckende Kristalle.

***Natrium salicylicum.** *Natriumsalizylat. Salizylsaures Natrium.* Weiße, glänzende, geruchlose, unangenehm süß-salzig schmeckende, leicht in Wasser lösliche Schuppen.

***Natrium sulfuricum.** *Natriumsulfat. Schwefelsaures Natrium. Glaubersalz.* Bitter-salzig schmeckende, farb- und geruchlose, leicht in Wasser lösliche, größere und kleinere Kristalle, die an der Luft und beim Erwärmen in ein weißes Pulver, ***Natrium sulfuricum siccum,** *Entwässertes Natriumsulfat*, zerfallen.

***Natrium thiosulfuricum** (oder *hyposulfurosum* oder *subsulfurosum*). *Natriumthiosulfat. Unterschwefligsaures Natrium.* Große, feucht sich anfühlende, leicht in Wasser lösliche Kristalle.

†Natrum causticum fusum. *Natriumhydroxyd. Ätznatron. Seifenstein.* Weiße, harte, leicht feucht werdende, wasserlösliche, ätzende, sich schlüpfrig anfühlende Stangen oder Stücke; Vorsicht!

†Nitrobenzolum. *Nitrobenzol. Mirbanöl.* Nach Bittermandelöl riechende, gelbliche Flüssigkeit.

***†Novocaïnum.** *Novokaïn.* Farb- und geruchlose, auf der Zunge das Gefühl der Unempfindlichkeit hervorrufende Kristalle.

Olea. *Öle.*

Es sind vier Arten von Ölen zu unterscheiden:

1. Fette Öle. Flüssigkeiten, die auf Papier einen dauernden Fettfleck geben, fast sämtlich durch Pressen aus zerkleinerten Samen gewonnen und nach diesen benannt werden. Nur wenige sind tierischer Herkunft. Einige haben butterweiche oder feste Beschaffenheit.

***Oleum Amygdalarum.** *Mandelöl.* Hellgelb, unverdorben geruchlos, mild schmeckend; wird leicht ranzig.

***Oleum Arachidis.** *Erdnußöl.* Hellgelb, geruchlos, mild schmeckend.

***Oleum Cacao.** *Kakaoöl. Kakaobutter.* Fest, gelblichweiß, von Kakaogeruch, bei Körperwärme schmelzend.

*†**Oleum Crotonis.** *Krotonöl.* Braungelb, dickflüssig, eigenartig unangenehm riechend, hautreizend; Vorsicht!

***Oleum Jecoris Aselli.** *Lebertran.* Aus den Lebern verschiedener Fischarten gewonnenes, hellgelbes Öl von eigenartigem Geruch.

***Oleum Lauri.** *Lorbeeröl.* Grünes, butterweiches, körniges Fett von aromatischem Geruch.

***Oleum Lini.** *Leinöl.* Gelb, eintrocknend, eigenartig riechend.

Oleum Nucistae *(expressum). Muskatnußöl.* Weiches, rotbraunes Fett von gewürzigem Geruch.

***Oleum Olivarum** *(provinciale). Olivenöl. Provenceröl.* Gelb oder grünlichgelb.

***Oleum Papaveris.** *Mohnöl.* Gelb, frisch mild schmeckend, aber leicht ranzig werdend.

***Oleum Rapae.** *Rüböl.* Gelb, eigenartig riechend, von etwas scharfem Geschmack.

***Oleum Ricini.** *Rizinusöl. Kastoröl.* Dickflüssig, farblos bis schwach gelblich.

***Oleum Sesami.** *Sesamöl.* Hellgelb, geruchlos, mild schmeckend.

2. Flüchtige oder ätherische Öle. Brennbare Riechstoffe, die aus den Früchten von Doldenträgern, den Blättern von Lippenblütlern, den Blüten von Korbblütlern oder anderen Teilen von verschiedenen Pflanzen abdestilliert werden. Sie gleichen im Geruch der entsprechenden Droge, sind gewöhnlich farblos bis gelblich (Bergamottöl grün, Kamillenöl blau) und bei gewöhnlicher Wärme flüssig (Anisöl und Rosenöl werden leicht fest); in Wasser etwas, in Weingeist leicht löslich.

***Oleum Anisi,** *Anisöl.* **Oleum Bergamottae,** *Bergamottöl.* ***Oleum Calami,** *Kalmusöl.* ***Oleum Carvi,** *Kümmelöl.* ***Oleum Caryophyllorum,** *Nelkenöl.* **Oleum Chamomillae aethereum,** *Kamillenöl.* ***Oleum Cinnamomi,** *Zimtöl.* ***Oleum Citri,** *Zitronenöl.* ***Oleum Foeniculi,** *Fenchelöl.* ***Oleum Juniperi,** *Wacholderöl.* ***Oleum Lavandulae,** *Lavendelöl.* ***Oleum Macidis,** *ätherisches Muskatöl.* **Oleum Melissae,** *Melissenöl.* ***Oleum Menthae piperitae,** *Pfefferminzöl.* **Oleum Petroselini,** *Petersilienöl.* ***Oleum Rosae,** *Rosenöl.* ***Oleum Rosmarini,** *Rosmarinöl.* †**Oleum Sabinae,** *Sadebaumöl.* **Oleum Salviae,**

Salbeiöl. ***Oleum Santali,** *Sandelöl.* ***†Oleum Sinapis,** *Senföl.* ***Oleum Terebinthinae,** *Terpentinöl.* ***Oleum Thymi,** *Thymianöl.*

3. Gemischte oder medizinische Öle sind entweder Mischungen (a) oder Lösungen (b) oder in der Kälte oder Wärme gewonnene ölige Drogenauszüge (c).

a: ***Oleum Chloroformii,** *Chloroformöl.* **Oleum crinale,** *Haaröl;*

b: ***Oleum camphoratum,** *Kampferöl.* **Oleum carbolisatum,** *Karbolöl;*

c: ***†Oleum cantharidatum,** *Spanisch-Fliegenöl.* **Oleum Chamomillae (infusum),** *Kamillenöl.* ***Oleum Hyoscyami,** *Bilsenkrautöl.*

4. werden als Olea **folgende vier Flüssigkeiten** bezeichnet:

Oleum animale foetidum. *Stinkendes Tieröl. Franzosenöl.* Eine dunkelbraune, übelriechende, teerig-ölige Flüssigkeit, aus tierischen Abfällen durch trockne Destillation gewonnen.

Oleum Petrae. *Steinöl. Bergöl. Petroleum.* Eine gelbliche, bläulich schillernde, aus rohem Petroleum gewonnene, eigenartig riechende Flüssigkeit.

Oleum Rusci. *Birkenteer.* Eine schwärzliche, teerige, brenzlig riechende Flüssigkeit.

Oleum Vaselini. *Vaselinöl.* Eine gelbliche bis bräunliche, ölige, aus rohem Petroleum gewonnene Flüssigkeit.

***†Opium.** *Opium.* Braune, plattgedrückte, kreisrunde Kuchen oder ein braunes Pulver von betäubendem Geruch und bitter scharfem Geschmack; Vorsicht!

†Oxalium. *Kleesalz. Kalium bioxalicum.* Farblose, sauer schmeckende, wasserlösliche Kristalle; Vorsicht!

***Paraffinum liquidum.** *Flüssiges Paraffin(öl).* Farb-, geruch- und geschmacklose ölige Flüssigkeit (gereinigtes, entfärbtes Vaselinöl).

***Paraffinum solidum.** *Festes Paraffin. Zeresin.* Feste, weiße, geruchlose, fettig sich anfühlende, schmelzbare Masse.

***Pastae.** *Pasten.* Salben, die durch hohen Gehalt an untergemischten Pulvern von zäher, teigiger Beschaffenheit sind; auch innerlich anzuwendende Zubereitungen von gleicher (oder fester) Beschaffenheit heißen Pasten.

***Pastilli.** *Pastillen.* Durch Pressen unter hohem Druck mit oder ohne Zusatz von Bindemitteln aus Pflanzenpulvern oder Chemikalien gewonnene, in Wasser leicht zerfallende Scheibchen, Täfelchen, Walzen oder Zeltchen.

*☠ **Pastilli Hydrargyri bichlorati.** *Sublimatpastillen.* Rot gefärbte Pastillen aus Quecksilberchlorid, durch Kochsalzzusatz leicht löslich gemacht; Vorsicht!!

***Pepsinum.** *Pepsin.* Weißes oder schwach gelbliches, wasserlösliches, brotartig riechendes, durch Zuckergehalt süß schmekkendes Pulver.

***Percha lamellata.** *Guttaperchapapier.* Dünne, braune, dehnbare, wasserdichte Blätter aus ausgewalzter Guttapercha.

*†**Phenacetinum.** *Phenazetin.* Farblose, glänzende, geruch- und geschmacklose Kristallblättchen.

***Phenylum salicylicum.** *Phenylsalizylat.* [w]*Salol.* Weißes, kristallinisches, aromatisch riechendes Pulver.

*☠ **Phosphorus.** *Phosphor.* Gelbliche, durchscheinende, wachsweiche, schneidbare, knoblauchartig riechende, im Dunkeln leuchtende, an der Luft rauchende und entzündliche Stücke oder Stangen. Unter Wasser aufbewahren und zerschneiden; Vorsicht!! (s. S. 5, 96).

***Pilulae.** *Pillen.* Kugeln zum Einnehmen von durchschnittlich 0,1 g Gewicht, aus dem wirksamen Stoff mit Hilfe von Bindemitteln hergestellt (s. S. 87).

***Pix liquida.** *Holzteer.* Braunschwarze, dicke, körnige, eigenartig riechende Flüssigkeit.

***Placenta Seminis Lini.** *Leinkuchen. Leinsamenmehl.* Die meist in grobes Pulver zerfallenen, bräunlichgrauen, mit Wasser einen Schleim gebenden Rückstände von der Ölgewinnung aus Leinsamen.

*†**Plumbum aceticum.** *Bleiazetat. Essigsaures Blei. Saccharum Saturni. Bleizucker.* Weiße, wasserlösliche, schwach nach Essig riechende, kleine Kristalle von süßem und zusammenziehendem Geschmack; Vorsicht!

*†**Podophyllinum.** *Podophyllin.* Gelbliches, lockeres, beim Zerreiben leicht zerfallendes, eigentümlich riechendes Harz.

***Pulpa Tamarindorum.** *Tamarindenmus.* Das in den Hülsen des tropischen Tamarindenbaumes enthaltene, braunschwarze, möglichst von Samen und Schalenresten befreite, sauer schmeckende, teigige Fruchtfleisch.

***Pulveres.** *Pulver.* Durch Zerstoßen, Mahlen oder Zerreiben aus ausgetrockneten Drogen und Chemikalien erhalten (s. a. S. 86).

Pyoktaninum coeruleum. *Pyoktanin.* Blaues, leicht lösliches Pulver von ungeheurer Färbekraft.

***†Pyrazolonum phenylo-dimethylicum.** [w]*Antipyrin.* Farb- und geruchlose, leicht lösliche, schwach bitter schmeckende, kleine Kristalle.

***†Pyrazolonum phenylo-dimethylicum salicylicum.** *Salizylsaures Antipyrin.* [w]*Salipyrin.* Weißes, schwer lösliches, schwach süß schmeckendes Pulver.

***Pyrogallolum.** *Pyrogallol. Acidum pyrogallicum. Pyrogallussäure.* Weiße, leichte, glänzende, bitter schmeckende Blättchen oder Nadeln.

Radices. *Wurzeln.*

Geschnitten oder gepulvert gebrauchte und in diesem Zustande der ganzen Droge in Geruch und Geschmack gleiche, in der Farbe ähnliche Heilmittel.

***Radix Althaeae.** *Eibischwurzel. Altheewurzel.* Weiß, geruchlos, von schleimig-süßem Geschmack.

***Radix Angelicae.** *Angelikawurzel. Engelwurzel.* Wurzelstock mit vielen dünnen Wurzeln, von gewürzigem Geruch und bitterlichem Geschmack.

***Radix Colombo.** *Kolombowurzel.* Runde, schmutziggelbe Querscheiben, schwach riechend, schleimig-bitter schmeckend.

***Radix Gentianae.** *Enzianwurzel.* Braune, schwammige, bitter schmeckende, gewürzig riechende Wurzel.

***†Radix Ipecacuanhae.** *Brechwurzel. Ipekakuanhawurzel.* Dunkelgraubraune, hin und her gebogene, mit wulstigen Ringen dicht besetzte, widerlich bitter schmeckende Wurzel; Vorsicht!

***Radix Levistici.** *Liebstöckelwurzel.* Mit wenigen Wurzeln besetzter Wurzelstock von gewürzigem Geruch und süßlich brennendem Geschmack.

***Radix Liquiritiae.** *Süßholz(wurzel).* Eine holzig faserige, lockere, geschälte und daher gelbe, süß schmeckende (russisches Süßholz) oder eine festere, ungeschälte, außen graubraune Hauptwurzel (spanisches Süßholz).

***Radix Ononidis.** *Hauhechelwurzel.* Holzige, gedrehte, graubraune, innen gelblichweiße Hauptwurzel von herbem, kratzendem Geschmack.

***Radix Pimpinellae.** *Bibernellwurzel. Pimpinellwurzel.* Am Bocksgeruch erkenntliche, süßlich und nachher beißend schmeckende Wurzel.

***Radix Rantanhiae.** *Ratanhiawurzel.* Außen braunrote, beim Reiben auf Papier einen roten Strich hinterlassende, innen gelbliche Wurzel mit herbem Geschmack.

***Radix Sarsaparillae.** *Sarsaparille.* Graubraune oder rötlichgelbe, längsstreifige, strohhalmähnliche Wurzel aus Mittelamerika.

***Radix Senegae.** *Senegawurzel.* Gekrümmte und gedrehte, wulstige, an einer Seite mit einer spitzen Längsleiste („Kiel") versehene, graugelbe, wachsweiche, scharf kratzend schmeckende, nach Seife und zugleich etwas ranzig riechende Wurzel.

***Radix Taraxaci cum Herba.** *Löwenzahn(wurzel).* Alle Teile des als Unkraut verbreiteten Löwenzahns; die starke Hauptwurzel mit Verzweigungen, die schrotsägezähnigen Blätter und die gelben Blütenköpfe.

***Radix Valerianae.** *Baldrian(wurzel).* Der gelblichbraune, Wurzelstock nebst den dünnen Wurzeln des Baldrians, süßlichbitter, gewürzhaft schmeckend, von eigenartigem Geruch.

***†Resina Jalapae.** *Jalapenharz.* Braun, zerreiblich, eigenartig riechend; Vorsicht!

***Resina Pini.** *Fichtenharz.* Gelbes, undurchsichtiges oder bräunliches, durchscheinendes, schmelzbares, nach Terpentin riechendes Harz.

***Resorcinum.** *Resorzin.* Farblose, leicht in Wasser lösliche Kristalle von schwachem, eigenartigem Geruch.

Rhizomata. *Wurzelstöcke.*

Unterirdische, senkrecht oder wagerecht wachsende, wurzelähnliche und daher früher als Wurzeln (Radices) bezeichnete Stengelteile.

***Rhizoma Calami.** *Kalmus.* Oben mit Blatt-, unten mit Wurzelnarben versehener, plattgedrückter, schwammiger Wurzelstock von gewürzhaftem Geruch und Geschmack.

***†Rhizoma Filicis.** *Farnwurzel.* Mit den Blattstielgründen dicht besetzter brauner, auf dem Bruch grünlicher Wurzelstock des Wurmfarns.

***Rhizoma Galangae.** *Galgant.* Rotbrauner, geringelter, würzig riechender, brennend schmeckender Wurzelstock.

***Rhizoma Hydrastis.** *Hydrastisrhizom.* Außen graubrauner, auf dem Bruch braungelber, hin und her gebogener Wurzelstock mit dünnen Wurzeln, von bitterem Geschmack.

***Rhizoma Iridis.** *Veilchenwurzel. Iriswurzel.* Weißer, veilchenartig riechender Wurzelstock mit deutlich erkennbaren Jahrestrieben, gewürzig und kratzend schmeckend.

Flüssigkeit von eigenartigem Geruch und brennendem Geschmack.

***Spiritus Aetheris nitrosi.** *Versüßter Salpetergeist. Spiritus Nitri dulcis.* Farblose bis gelbliche, fruchtartig riechende, süßlich und brennend schmeckende, flüchtige Flüssigkeit.

***Spiritus e Vino.** *Kognak. Weinbranntwein.* Gelbbräunliche Flüssigkeit von eigenartigem Geruch und brennendem Geschmack.

***Stibium sulfuratum aurantiacum.** *Goldschwefel. Sulfur auratum.* Braunrotes, feines, stark färbendes, anhaftendes Pulver.

***Stibium sulfuratum nigrum.** *Spießglanz. Spitzglas.* Schweres, grauschwarzes, färbendes Pulver.

***☠ Strychninum nitricum.** *Salpetersaures Strychnin.* Farblose Nadeln von äußerst bitterem Geschmack und großer Giftigkeit; Vorsicht!!

***Styrax depuratus.** *Gereinigter Storax.* Ein zähflüssiger, brauner, in dünner Schicht durchsichtiger, angenehm riechender, aus dem *rohen Storax*, einer grauen, klebrigen, trüben Masse, durch Reinigen erhaltener Balsam.

***Succus Juniperi inspissatus.** *Wacholdermus.* Der eingedickte, trübe, braune, süß und gewürzig schmeckende, aus Wacholderbeeren mit warmem Wasser gewonnene Auszug.

***Succus Liquiritiae.** *Süßholzsaft. Lakritzen(saft).* Schwarze, an einem Ende mit dem Fabrikstempel versehene, glatt und glänzend brechende Stangen von süßem Geschmack.

***Sulfonalum.** *Sulfonal.* Farb-, geruch- und geschmacklose Kriställchen; Vorsicht!!

***Sulfur depuratum** (oder *lotum*). *Gereinigter* (oder *gewaschener*) *Schwefel.* Gelbes, geruch- und geschmackloses, beim Verbrennen einen stechenden Geruch verbreitendes Pulver.

***Sulfur praecipitatum.** *Gefällter Schwefel. Lac Sulfuris. Schwefelmilch.* Gelblichweißes, sonst dem vorigen gleichendes Pulver.

***Sulfur sublimatum.** *Sublimierter Schwefel. Flores Sulfuris. Schwefelblüte.* Dem vorvorigen gleichendes Pulver, aber etwas dunkler und feuchtes blaues Lackmuspapier rötend.

***Suppositoria.** *Stuhlzäpfchen.* Bei Körperwärme schmelzende, stabförmige, 3 bis 4 cm lange, 2 bis 3 g schwere und in den After einzuführende Arzneiform; s. S. 88.

***Talcum.** *Talk. Gepulverter Speckstein.* Weißes, fettiges, schweres Pulver.

***Tannalbinum.** *Tannalbin.* Braunes, geruch- und geschmackloses, sandiges Pulver.

***Tannigenum.** *Azetyltannin.* Leichtes, grauweißes oder gelblichweißes, fast geruch- und geschmackloses Pulver, das durch Reiben elektrisch wird und daher Wagschalen, Schiffchen und besonders dem Mörser samt Pistill anhaftet. Mischen mit etwas Milchzucker verhütet dies.

***Tannoformium.** *Tannoform.* Rötlichbraunes, leichtes, geruch- und geschmackloses Pulver.

***Tartarus depuratus.** *Weinstein. Cremor Tartari. Saures weinsaures Kali.* Weißes, zwischen den Zähnen knirschendes, schwer in Wasser lösliches, säuerlich schmeckendes Pulver.

*†**Tartarus stibiatus.** *Brechweinstein. Tartarus emeticus.* Weißes, geruchloses Pulver; Vorsicht!

***Tela.** *Verbandmull.* Weißes, weitmaschiges, nicht gestärktes Gewebe aus Baumwolle, von meist einem Meter Breite, aus dem durch Aufrollen und Zerschneiden Binden hergestellt werden.

***Terebinthina** *(communis). Terpentin.* Gelber, körniger, honigdicker Balsam von gewürzigem Geruch.

***Terpinum hydratum.** *Terpinhydrat.* Farb- und geruchlose, glänzende, gewürzig und bitter schmeckende Kristalle.

*†**Theobromino-Natrium salicylicum.** *Theobromin-Natriumsalizylat.* ^w^*Diuretin.* Weißes, lockeres, leicht in Wasser lösliches, laugenhaft schmeckendes Pulver.

***Thymolum.** *Thymol. Acidum thymicum. Thymiankampfer.* Farblose Kristalle von Thymiangeruch und äußerst scharfem Geschmack.

***Tincturae.** *Tinkturen.* Durch achttägiges Ausziehen von zerkleinerten Drogen (gewöhnlich mit einer Mischung von Weingeist und Wasser), Abpressen und Filtrieren erhaltene klare, mehr oder weniger gefärbte Flüssigkeiten von dem Geruch und Geschmack und der Wirkung der angewandten Droge; s. S. 74, 89.

***Tragacantha.** *Tragant.* Weiße, spröde, hornartig harte, in Wasser aufquellende Blätter oder gebogene Bänder.

***Traumaticinum.** *Guttaperchalösung.* Bräunliche, nach Chloroform riechende, an der Luft eintrocknende und eine Haut hinterlassende Flüssigkeit.

†**Triticum venenatum.** *Giftweizen.* Geschälte oder gewalzte, durch gleichmäßiges Tränken mit Strychninlösung vergiftete, meist rot gefärbte und nachher getrocknete Getreidefrüchte; Vorsicht!

*†**Tubera Aconiti.** *Eisenhutknollen.* Rübenförmige, dunkelbraune, innen weiße Wurzelknollen des giftigen Eisen- oder Sturmhutes.

*†**Tubera Jalapae.** *Jalapenwurzel.* Schwere, harte, kugelige, ei- oder birnförmige, dunkelbraune, runzlige Wurzeln.

***Tubera Salep.** *Salep(knollen).* Gelbliche, kugelige oder eiförmige, schwach durchscheinende, hornartig harte, spröde, geruchlose Wurzeln von Knabenkräutern, deren weißes bis gelbliches Pulver .einen schleimig-faden Geschmack hat.

***Unguenta.** *Salben.* Butterweiche, durch Körperwärme nicht zerfließende, äußerlich anzuwendende gleichmäßige Mischungen aus Fetten und anderen Stoffen; s. S. 75, 88.

***Vaselina.** *Vaseline.* Weiche, leicht schmelzende, geruch- und geschmacklose, gallertartige Salbe von gelber **(Vaselina flava)** oder weißer Farbe **(Vaselina alba)**.

*☠ **Veratrinum.** *Veratrin.* Weißes, stäubendes, stark zum Niesen reizendes Pulver; Vorsicht!!

*†**Zincum chloratum.** *Zinkchlorid. Chlorzink.* Weißes, leicht feucht werdendes, ätzendes Pulver; Vorsicht!

***Zincum oxydatum.** *Zinkoxyd. Flores Zinci. Zinkblüten.* Weißes, färbendes, zartes, geruch- und geschmackloses, in Wasser unlösliches Pulver.

*†**Zincum sulfuricum.** *Zinksulfat. Schwefelsaures Zink. Weißer Vitriol.* Farblose, sehr leicht in Wasser lösliche, scharf schmeckende Kriställchen, die zum Unterschied von dem sehr ähnlichen Magnesiumsulfat feuchtes blaues Lackmuspapier röten; Vorsicht!

Amtliche Namen und Doppelnamen

(einschließlich wichtiger volkstümlicher Namen) der im DAB aufgeführten und anderer gebräuchlichen Heilmittel.

Abführpillen Pilulae laxantes
Abkochung Decoctum
Acetanilidum Antifebrin
Acetum (crudum) (roher) Essig
— **aromaticum** aromatischer Essig
— **concentratum** = Acidum aceticum dilutum
— **Digitalis** Fingerhutessig
— **glaciale** = Acidum aceticum
— **Plumbi** = Liquor Plumbi subacetici
— **pyrolignosum crudum** roher Holzessig; **A. p. rectificatum** gereinigter H.
Acetum Sabadillae Sabadillessig, Läuseessig.
— **Scillae** oder **Squillae** Meerzwiebelessig
Acidum aceticum (concentratum) Essigsäure; **A. a. dilutum** verdünnte E.
— **acetylosalicylicum** Azetylsalizylsäure, [w]Aspirin
— **arsenicosum** arsenige Säure, Arsenik
— **benzoicum (sublimatum)** Benzoësäure
— **(boracicum oder) boricum** Borsäure

Acidum carbolicum Karbolsäure; **A. c. liquefactum** verflüssigte K.
— **chromicum** Chromsäure
— **chrysophanicum** = Chrysarobinum
— **citricum** Zitronensäure
— **diaethylbarbituricum** Diäthylbarbitursäure, [w]Veronal
— **Formicarum** oder **formicicum** Ameisensäure
— **gallicum** Gallussäure
— **hydrochloricum** Salzsäure; **A. h. dilutum** verdünnte S.
— **hydrocyanicum** Blausäure
— **lacticum** Milchsäure
— **muriaticum** = A. hydrochloricum
— **nitricum** Salpetersäure, Scheidewasser
— **oleïnicum** Oleïn, Ölsäure
— **oxalicum** Oxalsäure, Zuckersäure
— **picrinicum** oder **picronitricum** Pikrinsäure
— **phosphoricum** Phosphorsäure
— **salicylicum** Salizylsäure
— **sulfuricum** Schwefelsäure, Vitriolöl
— **tannicum** Gerbsäure
— **tartaricum** Weinsäure
— **thymicum** = Thymolum
— **trichloraceticum** Trichloressigsäure
Adeps Lanae Wollfett, [w]Lanolin
— **suillus** Schweineschmalz
Adewurzel Radix Althaeae
Aether Äther, Schwefeläther
— **aceticus** Essigäther
— **bromatus** Äthylbromid, Bromäther
— **chloratus** Äthylchlorid, Chloräther
— **sulfuricus** = Aether
Äthylbromid Aether bromatus
Äthylchlorid Aether chloratus
Aethylmorphinum hydrochloricum [w]Dionin
Agar Agar
Agaricinum Agarizinsäure
Akonit|knollen Tubera Aconiti; **-tinktur** Tinctura A.
Alaun Alumen; **gebrannter A.** A. ustum
Albumen Ovi siccum trocknes Hühnereiweiß
Albumosesilber Argentum proteïnicum
Alcohol absolutus wasserfreier Weingeist
Aloë Aloë
Aloë|extrakt Extractum Aloës; **-tinktur** Tinctura A.
Alsol Aluminium acetico-tartaricum
Althee|salbe Unguentum flavum; **-sirup** Sirupus Althaeae; **-wurzel** Radix A.
Alumen (kalicum) (Kali-)Alaun
— **ustum** gebrannter Alaun
Alumina hydrata = Bolus alba
Aluminium acetico-tartaricum [w]Alsol
— **sulfuricum** Aluminiumsulfat, schwefelsaures Aluminium
Aluminiumazetatlösung Liquor Aluminii acetici
Ameisen|säure Acidum formicicum; **-spiritus** Spiritus Formicarum
Ammoniacum Ammoniakgummi
Ammoniakflüssigkeit Liquor Ammonii caustici
Ammonium bromatum Ammoniumbromid, Bromammonium
— **carbonicum** Ammoniumkarbonat, kohlensaures Ammonium, Hirschhornsalz
— **chloratum** Ammoniumchlorid, Chlorammonium, Salmiak
— **sulfoichthyolicum** Ichthyol
Amygdalae amarae bittere Mandeln; **A. dulces** süße M.
Amylenum hydratum Amylenhydrat
Amylium nitrosum Amylnitrit
Amylum Oryzae Reisstärke
— **Tritici** Weizenstärke
Anaesthesinum Anästhesin
[w]**Analgesin** = Pyrazolon
Andorn Herba Marrubii
Angelika|spiritus Spiritus Angelicae; **-wurzel** Radix A.
Anis(früchte) Fructus Anisi; **-öl** Oleum A.
Anthophylli Mutternelken
Antifebrin Acetanilidum
Antimonbutter Liquor Stibii chlorati
Antipyreticum und **Antipyrinum** = Pyrazolonum

Apfel|extrakt Extractum Ferri pomatum; **-tinktur** Tinctura Ferri pomata

Apomorphinum hydrochloricum Apomorphinhydrochlorid, salzsaures Apomorphin

Aqua Amygdalarum amararum Bittermandelwasser

— **Calcariae** oder **Calcis** Kalkwasser

— **carbolisata** Karbolwasser

— **Cinnamomi** Zimtwasser

— **destillata** destilliertes Wasser

— **Foeniculi** Fenchelwasser

— **Goulardi** = A. Plumbi

— **Menthae piperitae** Pfefferminzwasser

— **oxymuriatica** = A. chlorata

— **Plumbi** Bleiwasser

— **Rosae** Rosenwasser

— **saturnina** = A. Plumbi

arabisches Gummi Gummi arabicum

Arachisöl Oleum Arachidis

Arecolinum hydrobromicum Arekolinhydrobromid

Areka|nuß, -same Semen Arecae

Arkebusade Mixtura vulneraria acida

Argentum colloïdale ʷKollargol

— **foliatum** Blattsilber

— **nitricum (fusum)** Silbernitrat, salpetersaures Silber, Höllenstein

— **proteïnicum** ʷProtargol

Argilla = Bolus

Arnika|blüten Flores Arnicae; **-tinktur** Tinctura A.

aromatischer Essig Acetum aromaticum

aromatische Tinktur Tinctura aromatica

Arrow Root Amylum Marantae

ʷ**Arsazetin** Natrium acetylarsanilicum

arsenige Säure, **Arsenik, weißer** } Acidum arsenicosum

Arseniklösung, Fowlersche Liquor Kalii arsenicosi

Asa foetida (Stink-)Asant

ʷ**Aspirin** Acidum acetylosalicylicum

Asthma|kräuter Folia Stramonii nitrata; **-papier** Charta nitrata

ʷ**Atoxylum** = Natrium arsanilicum

Atramentum schwarze Tinte

Atropinum sulfuricum Atropinsulfat, schwefelsaures Atropin

Ätzammoniak Liquor Ammonii caustici

Ätzkali Kali causticum

Ätzkalk Calcaria usta

Ätznatron Natrum causticum

Ätzsilber Argentum nitricum

Ätzsublimat Hydrargyrum bichloratum

Aufguß Decoctum

Austernschalen Conchae

Avena excorticata geschälter Hafer

Axungia Porci = Adeps suillus

Azetylsalizylsäure Acidum acetylosalicylicum

Baccae Cubebarum = Cubebae

— **Juniperi** = Fructus J.

Baldrian|extrakt Extractum Valerianae; **-tinktur** Tinctura V.; **-wurzel** Radix V.

Balsamkommbeimich, Balsamkumpavia Balsamum Copaïvae

Balsamsulfur Oleum Lini sulfuratum

Balsamum Copaïvae Kopaïvabalsam

— **Nucistae** = Ceratum N.

— **opodeldoc** = Linimentum saponato-camphoratum

— **Peruvianum** Perubalsam

— **Storax** = Styrax

— **Tolutanum** Tolubalsam

— **Vitae Hoffmanni** = Mixtura oleoso-balsamica

Bandwurmnuß Semen Arecae

Barium = Baryum

Bärentraubenblätter Folia Uvae Ursi

Bärlapp|pulver, -samen und **-sporen** Lycopodium

Baryum carbonicum Bariumkarbonat, kohlensaures Barium

— **chloratum** Bariumchlorid, Chlorbarium

— **sulfuricum** Bariumsulfat, schwefelsaures B., Schwerspat

Baumöl Oleum Olivarum

Baumwolle Gossypium

Belladonna|extrakt Extractum Belladonnae; **-blätter** Folia B.; **-tinktur** Tinctura B.

Benzaldehydum Benzaldehyd
Benzinoformium Tetrachlorkohlenstoff
Benzinum Petrolei Benzin
Benzoë(harz) (Resina) Benzoë(s)
Benzoë|säure oder **-blüte** Acidum benzoicum (sublimatum)
Benzoëtinktur Tinctura Benzoës
Bergamottöl Oleum Bergamottae
Berliner Salz Natrium bicarbonicum
Bibergeil Castoreum
Bibernell Radix Pimpinellae
Bichromat Kalium bichromicum
Bickbeeren Fructus Myrtilli
Bienenwachs Cera flava
Bilsenkraut Herba Hyoscyami; **-extrakt** Extractum H.; **-öl** Oleum H.; **-samen** Semen H.
Bimsstein Lapis Pumicis
Birkenblätter Folia Betulae
Birkenteer Oleum Rusci
Bischofessenz Tinctura episcopalis
Bismutum subnitricum Wismutsubnitrat, basisch salpetersaures Wismut
— **subgallicum** Wismutsubgallat, [w] Dermatol
bittere Mandeln Amygdalae amarae
Bittererde Magnesia usta
bittere Tinktur Tinctura amara
Bitterholz Lignum Quassiae
Bitterklee Folia Trifolii febrini
Bittermandelwasser Aqua Amygdalarum amararum
Bittersalz Magnesium sulfuricum
Blasenkäfer Cantharides
Blasen|pflaster, -zug Emplastrum Cantharidum
Blaudsche Pillen Pilulae Ferri carbonici Blaudii
blauer Vitriol Cuprum sulfuricum
Blauholz Lignum campechianum
Blausäure Acidum hydrocyanicum
Blaustein Cuprum sulfuricum
Bleiazetat Plumbum aceticum
Bleichflüssigkeit Liquor Natrii hypochlorosi
Bleichkalk Calcaria chlorata
Blei|essig, -extrakt Liquor Plumbi subacetici
Bleipflaster Emplastrum Lithargyri
Bleisalbe Unguentum Plumbi
Bleisubkarbonat Cerussa
Bleiwasser Aqua Plumbi
Bleiweiß Cerussa; **-wasser** Aqua Plumbi
Bleizucker Plumbum aceticum
Blitzpulver Lycopodium
Blutegel Hirudines
Blutlaugensalz, gelbes Kalium ferrocyanatum; **—, rotes** K. ferricyanatum
Blutreinigungspulver Pulvis laxans oder P. Liquiritiae compositus
Blutreinigungstee Species laxantes
blutstillende Tropfen Liquor Ferri sesquichlorati
Bockshornsamen Semen Foenugraeci
Bockstalg Sebum ovile
Bohnenkraut Herba Saturejae
Boletus = Fungus
Bolus alba weißer Ton; **B. rubra** roter T.
Borax Borax
Borsalbe Unguentum Acidi borici
Borsäure Acidum boricum; **-salbe** Unguentum Acidi borici
Brandliniment Aqua Calcariae + Oleum Lini
Brandsalbe Unguentum Acidi borici
Branntwein Spiritus
Brasilienspäne Lignum Campechianum
Braunochsenpflaster Emplastrum oxycroceum
Braunrein Mel boraxatum
Brausepulver Pulvis aërophorus
Brechnuß Semen Strychni
Brechweinstein Tartarus stibiatus (oder emeticus)
Bromammonium Ammonium bromatum
Brom|äther oder **-äthyl** Aether bromatus
Brombeerblätter Folia Rubi fruticosi
Bromkalium Kalium bromatum
Bromnatrium Natrium bromatum
Bromoformium Bromoform
Bromum Brom

Brunrein Mel boraxatum
Brust|elixier, -tropfen, dänische Elixir e Succo Liquiritiae
Brustpulver Pulvis Liquiritiae compositus
Brustsaft Sirupus Althaeae oder S. Liquiritiae
Brusttee Species pectorales
Bullrichs Salz Natrium bicarbonicum
Burows Lösung Liquor Aluminii acetici
Bulbus Scillae oder **Squillae** Meerzwiebel
Butter, grüne Unguentum Majoranae
Butyrum Cacao = Oleum Cacao

Siehe auch K und Z

Caeruleamentum blaue Tinte
Calcaria = Calcium
— **chlorata** Chlorkalk
— **usta** gebrannter Kalk
Calcium carbonicum Kalziumkarbonat, kohlensaures Kalzium
— **chloratum** Kalziumchlorid, Chlorkalzium
— **hypophosphorosum** Kalziumhypophosphit, unterphosphorigsaures Kalzium
— **phosphoricum** Kalziumphosphat, phosphorsaures Kalzium
— **sulfuricum ustum** gebrannter Gips
Calomelas = Hydrargyrum chloratum
Calx vivus = Calcaria usta
Camphora Kampfer
Candelae fumales Räucherkerzen
Cantharides spanische Fliegen
Capsulae amylaceae Stärkekapseln
— **gelatinosae** Leimkapseln.
Caput mortuum Totenkopf; Eisenoxyd
Carbo Ligni oder **Tiliae** oder **vegetabilis** Holzkohle
Carboneum sulfuratum Schwefelkohlenstoff
Cardamomum minor = Fructus Cardamomi
Caricae Feigen
Carrageen isländisches Moos
Caryophylli (aromatici) Gewürznelken
Cassia Cinnamomum = Cortex Cinnamomi Cassiae
Castoreum Bibergeil
Cataplasma ad Decubitum = Plumbum tannicum pultiforme
Catechu Katechu
Cautschuc Kautschuk
Cera alba weißes Wachs
— **arborea** Baumwachs
— **flava** gelbes (Bienen-)Wachs
Ceratum Cetacei rubrum oder **C. labiale** Lippenpomade
— **Nucistae** Muskatbalsam
Cerussa Bleiweiß
Cetaceum Walrat
Charta antiasthmatica oder **nitrata** Asthma- oder Salpeterpapier
— **exploratoria** Lackmuspapier
— **Sinapis** Senfpapier
Chilesalpeter Natrium nitricum
Chinarinde Cortex Chinae
Chinarinden|extrakt Extractum Chinae; **-fluidextrakt** E. Ch. fluidum; **-tinktur** oder **-tropfen** Tinctura Ch.
Chininum ferro-citricum Eisenchininzitrat
— **hydrochloricum** oder **muriaticum** salzsaures Chinin
— **sulfuricum** schwefelsaures Chinin
— **tannicum** gerbsaures Chinin
Chloralum hydratum Chloralhydrat
***Chlorammonium** Ammonium chloratum
Chlor|äther oder **-äthyl** Aether chloratus
Chlorbarium Baryum chloratum
Chlorkalk Calcaria chlorata
Chlornatrium Natrium chloratum
Chlorzink Zincum chloratum
Chloroformium Chloroform
Chloroformöl Oleum Chloroformii
Chlorsaures Kali Kalium chloricum
Chlorwasser Aqua chlorata
Chlorwasserstoffsäure Acidum hydrochloricum
Choleratropfen Tinctura anticholerica
Chromsäure Acidum chromicum
Chrysarobinum Chrysarobin, Chrysophansäure

Cinnamomum acutum = Cortex Cinnamomi Ceylanici
Cinnabaris = Hydrarygrum sulfuratum
Cocaïnum hydrochloricum oder **muriaticum** salzsaures Kokaïn
Codeïnum phosphoricum phosphorsaures Kodeïn
Coeruleamentum = Caeruleamentum
Coffeïnum Koffeïn
Coldcream Unguentum leniens
Colla animalis = Gelatina
— **Piscium** Hausen- oder Fischblase
Collemplastrum Kautschukpflaster
Collargolum = Argentum colloidale
Collodium Kollodium
— **cantharidatum** Spanischfliegen-Kollodium
— **elasticum** oder **flexile** elastisches Kollodium
— **vesicans** = C. cantharidatum
Colophonium Kolophonium, Geigenharz
Colocynthides = Fructus Colocynthidis
Conchae Austernschalen
Confectio Citri Zitronat
Cornu Cervi Hirschhorn
Cortex Aurantii Fructus Pomeranzenschale
— **Cascarillae** Kaskarillrinde
— **Chinae** Chinarinde
— **Cinnamomi** Zimtrinde
— **Citri Fructus** Zitronenschale
— **Condurango** Kondurangorinde
— **Fructus Aurantii** = C. A. Fr.
— — **Citri** = C. C. Fr.
— **Frangulae** Faulbaumrinde
— **Granati (Radicis)** Granat(wurzel)-rinde
— **Quercus** Eichenrinde
— **Quillaiae** Seifenrinde
— **Rhamni Frangulae** = C. Frangulae
Cremor Tartari = Tartarus depuratus
Creosotalum = Kreosotum carbonicum
Cresolum crudum rohes Kresol
Creta Kreide
Crocus Safran
Cubebae Kubeben
Cuprum aluminatum Kupferalaun
— **sulfuricum** Kupfersulfat, schwefelsaures Kupfer

Dammara Dammar(harz)
Decoctum Abkochung
Degen, schwarzer Oleum animale foetidum
[w] **Dermatolum** = Bismutum subgallicum
Dextrinum Stärkegummi, Dextrin
Dowersches Pulver Pulvis Ipecacuanhae opiatus
Diachylon|pflaster Emplastrum Lithargyri simplex; **-salbe** Unguentum diachylon
Diäthylbarbitursäure Acidum diaethylbarbituricum
Diebsessig Acetum Sabadillae
Dill Fructus Anethi
[w] **Dionin** Aethylmorphinum hydrochloricum
[w] **Diuretin** Theobrominum-Natriosalicylicum
doppeltchromsaures Kali Kalium dichromicum
doppeltkohlensaures Natron Natrium bicarbonicum
doppeltweinsaures Kali Tartarus depuratus
Dorschlebertran Oleum Jecoris aselli
Dreiblatt Folia Trifolii febrini
[w] **Duotal** Guaiacolum carbonicum
durchdringendes Gliederöl Oleum Hyoscyami
Durchliegesalbe Unguentum Plumbi tannici

Eau de Cologne Spiritus Coloniensis
— — **Javelle** Liquor Natrii hypochlorosi
Eibisch|blätter oder **-kraut** Folia Althaeae; **-sirup** Sirupus A.; **-wurzel** Radix A.
Eichenrinde Cortex Quercus
Einstreupulver Lycopodium
Eisen, reduziertes Ferrum reductum

Eisen, kohlensaures Ferrum carbonicum saccharatum
— **milchsaures** Ferrum lacticum
— **schwefelsaures** Ferrum sulfuricum
Eisenalbuminatflüssigkeit Liquor Ferri albuminati
Eisenchloridflüssigkeit Liquor Ferri sesquichlorati
Eisenfeile Ferrum pulveratum
eisenhaltiges Apfelextrakt Extractum Ferri pomatum
Eisenhärte Kalium ferro-cyanatum
Eisenhutknollen Tubera Aconiti
Eisenoxyd, gezuckertes Ferrum oxydatum saccharatum
Eisenpulver Ferrum pulveratum
Eisenzucker Ferrum oxydatum saccharatum
Eisessig Acidum aceticum (glaciale)
Eiweiß Albumen
Elaeosaccharum Ölzucker
elastisches Kollodium Collodium elasticum
Electuarium e Senna Senneslatwerge
— **phosphoratum** Phosphorbrei
Element, flüchtiges Linimentum ammoniatum
Elixir Acidi Halleri = Mixtura sulfurica acida
— **ad longam Vitam** = Tinctura Aloës composita
— **Aurantii compositum** Pomeranzenelixier
— **e Succo Liquiritiae** oder **pectorale** oder **Regis Danaorum** dänische Brusttropfen
— **roborans Whytii** = Tinctura Chinae composita
Emplastrum adhaesivum Heftpflaster;
— — **anglicum** englisches H.
— **Cantharidum ordinarium** Spanisch-Fliegenpflaster; **E. C. perpetuum** immerwährendes Sp.-Fl.; **E. C. veterinarium** Sp.-Fl. für Tiere
— **Cerussae** Bleiweißpflaster
— **diachylon simplex** Bleipflaster
— — **compositum** zusammengesetztes Bleipflaster, Zugpflaster
Emplastrum fuscum camphoratum Mutterpflaster, Hamburger Pflaster
— **gummosum** = E. Lithargyri compositum
— **Hydrargyri** Quecksilberpflaster
— **Lithargyri** Bleipflaster
— — **compositum** zusammengesetztes Bleipflaster
— **Matris** = E. fuscum-camphoratum
— **mercuriale** = E. Hydrargyri
— **nigrum** = E. fuscum camphoratum
— **oxycroceum** Oxykrozeumpflaster
— **Plumbi** = E. Lithargyri
— **saponatum** Seifenpflaster
— **universale** = E. fuscum camphoratum
— **vesicatorium** = E. Cantharidum
Emulsio Olei Jecoris Aselli (composita) Lebertranemulsion
Engelwurz Radix Angelicae
englisches Brausepulver Pulvis aërophorus anglicus
— **Pflaster** Emplastrum adhaesivum anglicum
englische Schwefelsäure Acidum sulfuricum crudum
Enzianwurzel Radix Gentianae
Erdnußöl Oleum Arachidis
Ergotin Extractum Secalis cornuti
erweichende Kräuter Species emollientes
Eschenfett Oleum Jecoris Aselli
Eserinum = Physostigminum
Essentia Pepsini = Vinum P.
Essig, aromatischer Acetum aromaticum
— **roher** Acetum crudum
Essigäther Aether aceticus
essigsaure Tonerdelösung Liquor Aluminii acetici
Euphorbium Euphorbium
Extracta Extrakte; **E. fluida** Fluidextrakte
Extractum Abysnthii Wermutextrakt
— **Alcannae** Alkannin
— **Aloës** Aloëextrakt
— **Belladonnae** Tollkirschenextrakt
— **Calami** Kalmusextrakt

Extractum Cascarae Sagradae fluidum Kaskarafluidextrakt
— **Cascarillae** Kaskarillextrakt
— **Chinae aquosum** wäßriger Chinaextrakt; — — **spirituosum** weingeistiger Chinaextrakt
— **Colocynthidis** Koloquintenextrakt
— **Condurango fluidum** Kondurangofluidextrakt
— **Cubebarum** Kubebenextrakt
— **Ergotini** = E. Secalis
— **Ferri pomatum** oder **malici** apfelsaures Eisenextrakt
— **Filicis (Maris aethereum)** (Wurm-) Farnextrakt
— **Frangulae fluidum** Faulbaumfluidextrakt
— **Gentianae** Enzianextrakt
— **Granati fluidum** Granatfluidextrakt
— **haemostaticum** = E. Secalis
— **Hamamelidis** Hamamelisextrakt
— **Hydrastis fluidum** Hydrastisfluidextrakt
— **Hyoscyami** Bilsenkrautextrakt
— **Juglandis** Walnußextrakt
— **Juniperi** Wacholderbeerenextrakt
— **Lactucae virosae** Giftlattichextrakt
— **Liquiritiae** Süßholzextrakt
— **Martis pomatum** = E. Ferri p.
— **Meconii** = E. Opii
— **Opii** Opiumextrakt
— **Nucis vomicae** = E. Strychni
— **Plumbi** = Liquor P. subacetici
— **Rhei** Rhabarberextrakt
— **Saturni** = Liquor Plumbi subacetici
— **Secalis** Mutterkornextrakt
— **Strychni** Brechnußextrakt
— **Taraxaci** Löwenzahnextrakt
— **thebaicum** = E. opii
— **Trifolii febrini** Bitterkleeextrakt

Faba de Tonca Tonkabohne
Fabae albae weiße Bohnen
Farina Amygdalarum Mandelkleie
Farn(wurzel)extrakt Extractum Filicis
Faulbaumfluidextrakt Extractum Frangulae fluidum
Feigen Caricae
feine Grete Semen Foenugraeci
Fenchel(früchte) Fructus Foeniculi
Fenchelholz Lignum Sassafras
Fenchelöl Oleum Foeniculi
Fenchelsamen, -tee Fructus Foeniculi
Ferrisaccharat Ferrum oxydatum saccharatum
Ferrokarbonat Ferrum carbonicum
Ferrolaktat Ferrum lacticum
Ferrosulfat Ferrum sulfuricum
Ferrum carbonicum saccharatum zukkerhaltiges Ferrokarbonat
— **Hydrogenio reductum** = F. r.
— **lacticum** Ferrolaktat, milchsaures Eisen
— **oxydatum saccharatum (solubile)** Eisenzucker
— **pulveratum** Eisenpulver
— **reductum** reduziertes Eisen
— **sesquichloratum** Eisenchlorid
— **sulfuricum** Ferrosulfat, schwefelsaures Eisen
Fichtenharz Resina Pini
Fichtenteer Pix liquida
Fieberklee Folia Trifolii febrini, **-extrakt** Extractum Trifolii febrini
Fieberrinde Cortex Chinae
Filzlaussalbe Unguentum Hydrargyri cinereum venale, U. contra Pediculos
Fingerhutblätter Folia Digitalis
Fingerhutessig Acetum Digitalis
Fischblase Colla Piscium
Fischtran Oleum Jecoris Aselli
Flachssame Semen Lini
Flechte, isländische Lichen islandicus
Flechtensalbe Unguentum Hydrargyri album venale
Fleckwasser Benzinum
Flieder|blüten, -tee Flores Sambuci
Fliegauf Liquor Ammonii caustici
Fliegen, spanische Cantharides; (volkstümlich:) Emplastrum Cantharidum
fliegende Alimente und **fliegendes Element** Linimentum ammoniatum
Fliegenleim Viscum album
Fliegen|holz, -späne, -tee Lignum Quassiae

Flöhpulver Pulvis contra Insecta
Fluidextrakt Extractum fluidum
Flores Arnicae Arnikablüten
— **Benzoës** = Acidum benzoïcum
— **Caryophylli** = Caryophylli
— **Chamomillae** Kamillen; **Fl. Ch. romanae** römische Kamillen
— **Chrysanthemi pulverati** Insektenpulver
— **Cinae** Zitwerblüten
— **Cyani** Kornblumen
— **Koso** Kosoblüten
— **Lamii** weiße Nesselblüten
— **Lavandulae** Lavendelblüten
— **Malvae** Malvenblüten
— **Primulae** Schlüsselblumen
— **Pyrethri pulverati** Insektenpulver
— **Rhoeados** Klatschmohn
— **Rosae** Rosenblütenblätter
— **Sambuci** Holunderblüten
— **Stoechados** Katzenpfötchen, Immortellen
— **Sulfuris** = Sulfur sublimatum
— **Tiliae** Lindenblüten
— **Verbasci** Wollblumen
— **Zinci** = Zincum oxydatum
flüchtiges Element oder **Liniment** oder **flüchtige Salbe** Linimentum ammoniatum
flüchtiges Salz Ammonium carbonicum
flüssigeSalbeLinimentum ammoniatum
flüssiges Paraffin(öl) Paraffinum liquidum
Folia — Herba
— **Althaeae** Eibischblätter
— **Arctostaphylos** = F. Uvae Ursi
— **Belladonnae** Tollkirschenblätter
— **Betulae** Birkenblätter
— **Coca** Kokablätter
— **Digitalis** Fingerhutblätter
— **Farfarae** Huflattichblätter
— **Hyoscyami** Bilsenkrautblätter
— **Jaborandi** Jaborandiblätter
— **Juglandis** Walnußblätter
— **Malvae** Malvenblätter
— **Melissae** Melissenblätter
— **Menyanthes** = F. Trifolii febrini
Folia Menthae piperitae Pfefferminzblätter
— **Nicotianae** Tabakblätter
— **Rubi fruticosi** Brombeerblätter
— **Salviae** Salbeiblätter
— **Sennae** Sennesblätter
— **Stramonii** Stechapfelblätter
— **Trifolii febrini** Bitterklee
— **Tussilaginis** = F. Farfarae
— **Uvae Ursi** Bärentraubenblätter
Foenum graecum Semen Foenugraeci
Folliculi Sennae Sennesschoten
Formaldehyd solutus Formaldehydlösung
Fowlersche Lösung Liquor Kalii arsenicosi
Franzbranntwein Spiritus Vini gallici
Franzosenholz Lignum Guaiaci
Franzosenöl Oleum animale foetidum
Franzosensalbe Unguentum Hydrargyri cinereum
Fructus Amomi Nelkenpfeffer
— **Anethi** Dill(früchte)
— **Anisi (vulgaris)** Anis(früchte)
— **Anisi stellati** Sternanis
— **Cubebarum** = Cubebae
— **Aurantii immaturi** unreife Pomeranzen
— **Capsici** spanischer Pfeffer
— **Cardamomi (minoris)** Malabar-Kardamomen
— **Carvi** Kümmel
— **Ceratoniae** Johannisbrot
— **Colocynthidis** Koloquinten
— **Coriandri** Koriander
— **Cumini** Mutterkümmel
— **Cynosbati** Hagebutten
— **Foeniculi** Fenchel
— **Juniperi** Wacholderbeeren
— **Lauri** Lorbeeren
— **Myrtilli** Heidelbeeren
— **Papaveris** Mohnköpfe
— **Petroselini** Petersilienfrüchte
— **Vanillae** Vanillefrüchte
Fuchslungensaft Sirupus Liquiritiae
Fuligo Kienruß
Fungus cervinus Hirschbrunst
— **Chirurgorum** Wundschwamm

Fungus igniarius Feuerschwamm
— **Laricis** Lärchenschwamm
— **Secalis** = Secale cornutum
Furfur Amygdalarum Mandelkleie
Fußschweißpulver Pulvus salicylicus cum Talco

Galbanum Galbanum
Galgant(wurzel) Rhizoma Galangae
Galitzen- oder **Gallizienstein, blauer** Cuprum sulfuricum; **G., weißer** Zincum sulfuricum
Gallae Galläpfel
Gallussäure Acidum gallicum
Gartenthymian Herba Thymi
gebrannte Magnesia Magnesia usta
gebrannter Alaun Alumen ustum; **g. Gips** Calcium sulfuricum ustum; **g. Kalk** Calcaria usta.
Geigenharz Colophonium
Gelatina alba weißer Leim
Gelatinekapseln Capsulae gelatinosae
gelöschter Kalk Calcaria hydrica
Gerbsäure Acidum tannicum
Gerbsäure-Bleisalbe Unguentum Plumbi tannici
Germaintee, Germaniatee Species laxantes
getötetes Quecksilber Unguentum Hydrargyri cinereum
Gewehröl Paraffinum liquidum
Gewürznelken Caryophylli
Giftmehl Acidum arsenicosum
Giftweizen Triticum venenatum
Ginster Herba Genistae
Gips Calcium sulfuricum
Glandulae Lupuli Lupulin
Glätte Lithargyrum
Glaubersalz Natrium sulfuricum
Gleitpulver oder **Glitschpulver** Talcum
Globuli (Vaginal-)Kugeln
Glycerinum Glyzerin
Goapulver Chrysarobinum
Goldglätte Lithargyrum
Goldkreme Unguentum leniens
Goldschwefel Stibium sulfuratum aurantiacum
Gossypium Baumwolle, Watte
Goulardsches Wasser Aqua Plumbi
Granat(wurzel)rinde Cortex (Radicis) Granati
Granula Körner
graue Salbe Unguentum Hydrargyri cinereum (venale)
grüne Butter Unguentum Majoranae
grüne Seife Sapo kalinus venalis
grüner Vitriol Ferrum sulfuricum
Guaiacolum carbonicum [W]Duotal
Guajakharz Resina Guaiaci
Gummi Acaciae = G. arabicum
— **Ammoniacum** = Ammoniacum
— **arabicum** arabisches Gummi
— **Asa foetida** = Asa foetida
— **elasticum** = Cautschuc
— **Euphorbium** = Euphorbium
— **Galbanum** = Galbanum
— **Gutti** = Gutti
— **Mimosae** = G. arabicum
Gummipapier Percha lamellata
Gummipflaster Emplastrum Lithargyri compositum
Gummi-Resina Benzoës = Benzoë
— **Gutti** = Gutti
— **Myrrhae** = Myrrha
Gummischleim Mucilago Gummi arabici
Gummi Tragacanthae = Tragacantha
Gutta percha Guttapercha
Guttaperchalösung Traumaticinum
Guttaperchapapier Percha lamellata
Gutti Gummigutt
Gypsum ustum gebrannter Gips

Haaröl Oleum crinale
Haarspiritus Spiritus crinalis
Hafergrütze Avena excorticata
Haferstroh Rhizoma Graminis
Hagebutten Fructus Cynosbati
Hallersches Sauer Mixtura sulfurica acida
Hamburger Pflaster Emplastrum fuscum camphoratum
Hammeltalg Sebum ovile
Hämorrhoidalpillen Pilulae laxantes
Harlemer Öl Oleum Terebinthinae sulfuratum

Harz, gemeines Resina Pini
Hauhechelwurzel Radix Ononidis
Hausenblase Colla Piscium
Hautpflaster Emplastrum adhaesivum anglicum
Hebra-Salbe Unguentum diachylon (Hebrae)
Hefe Faex (medicinalis)
Heideckerwurzel Rhizoma Tormentillae
Heidelbeeren Fructus Myrtilli
Hepar Sulfuris Kalium sulfuratum
Herba — Folia
— **Absynthii** Wermut
— **Cardui benedicti** Kardobenediktenkraut
— **Centauri** Tausendgüldenkraut
— **Conii** Schierling
— **Equiseti** Schachtelhalm
— **Genistae** Ginster
— **Lobeliae** Lobelienkraut
— **Hyperici** Johanniskraut
— **Majoranae** Majoran, Meiran
— **Marubii** Andorn
— **Meliloti** Steinklee
— **Melissae** = Folia M.
— **Millefolii** Schafgarbe
— **Plantaginis** Wegerich
— **Polygalae** Kreuzblumenkraut
— **Polygoni avicularis** Vogelknöterich
— **Saniculae** Sanikel
— **Saturejae** Bohnenkraut
— **Serpylli** Quendel, Feldthymian
— **Thymi** (Garten-)Thymian
— **Violae tricoloris** Stiefmütterchen
Herbstzeitlosensamen Semen Colchici
Hermannstee Species laxantes
Heusamen, griechischer Semen Foenugraeci
Hexamethylentetraminum [w]Urotropin
Hexenmehl Lycopodium
Himbeersaft Sirupus Rubi Idaei
Hirschbrunst Boletus cervinus
Hirschhornsalz Ammonium carbonicum
Hirschtalg Sebum ovile
Hirudines Blutegel
Hoffmanns Lebensbalsam Mixtura oleoso-balsamica
Hoffmannstropfen Spiritus aethereus
Höllenstein Argentum nitricum
Holunderblüten Flores Sambuci
Holundersaft Succus Sambuci
Holzessig Acetum pyrolignosum
Holzkohle Carbo Ligni
Holztee Species Lignorum
Holzteer Pix liquida
Honig Mel
Honigklee Herba Meliloti
Hopfenzapfen Strobuli Lupuli
Hufelands Kinderpulver Pulvis Magnesiae cum Rheo
Huflattich Folia Farfarae
Hühnereiweiß Albumen Ovi
Hustenelixier Elixir e Succo Liquiritiae
Hustenpulver Pulvis Liquiritiae compositus
Hustentee Species pectorales
Hydrargyrum Quecksilber
— **amidato-bichloratum** = H. praecipitatum album
— **bichloratum (corrosivum** = ätzend) Quecksilberchlorid, Sublimat
— **bijodatum (rubrum)** (rotes) Quecksilberjodid
— **chloratum (mite** = mild) Quecksilberchlorür, Kalomel
— **chloratum vapore paratum** durch Dampf bereitetes Quecksilberchlorür
— **jodatum (flavum)** (gelbes) Quecksilberjodür
— **muriaticum corrosivum** = H. bichloratum
— **muriaticum mite** = H. chloratum
— **oxydatum (rubrum)** (rotes) Quecksilberoxyd
— **oxydatum via humida paratum** (= auf nassem Wege bereitet) oder **H. o. flavum** gelbes Quecksilberoxyd
— **praecipitatum album** weißer Quecksilberpräzipitat
— **sulfuratum rubrum** rotes Quecksilbersulfid, Zinnober
— **sulfuricum** Quecksilbersulfat, schwefelsaures Quecksilber

Hydrargyrum vivum (= „lebend", beweglich) = Hydrargyrum
Hydras Chlorali = Chloralum hydratum
Hydrastisrhizom Rhizoma Hydrastis
Hydrochinonum Hydrochinon
Hydrogenium peroxydatum Wasserstoffsuperoxydlösung
Ichthyocolla Hausenblase
Ichthyol Ammonium sulfoichthyolicum
Immortellen Flores Stoechados
Infusum Aufguß
— **laxans** oder **I. Sennae compositum** Wiener Trank
Ingwer(wurzel) Rhizoma Zingiberis
Insektenpulver Pulvis contra Insecta
Ipekakuanhawurzel Radix Ipecacuanhae
Iriswurzel Rhizoma Iridis
Irländisches Moos Carragheen
Isländisches Moos Lichen islandicus
Jaborandiblätter Folia Jaborandi
Jalappenharz Resina Jalappae
Jalappenknollen Tubera Jalappae
Javellesche Lauge Liquor Natrii hypochlorosi
Jod|kalium Kalium jodatum; **-salbe** Unguentum Kalii jodati
Jodnatrium Natrium jodatum
Jodoformium Jodoform
Jodum Jod
Johannisbrot Fructus Ceratoniae
Jungfernschwefel Sulfur sublimatum
Jungfernwachs Cera alba

Kaddick, Kaddigbeeren Fructus Juniperi
Kakao|butter, -öl, -talg Oleum Cacao
Kakaosamen Semen Cacao
Kalialaun Alumen (kalicum)
Kali causticum fusum Kaliumhydroxyd, Ätzkali
Kalilauge Liquor Kali caustici
Kalisalpeter Kalium nitricum
Kaliseife Sapo kalinus
Kalium-Aluminium sulfuricum = Alumen
Kalium bicarbonicum Kaliumbikarbonat, doppeltkohlensaures Kalium
— **bichromicum (rubrum)** Kaliumbichromat, doppeltchromsaures Kalium
— **bioxalicum** = Oxalium
— **bitartaricum** = Tartarus depuratus
— **bromatum** Kaliumbromid, Bromkalium
— **carbonicum** Kaliumkarbonat, kohlensaures Kalium
— **chloratum** Kaliumchlorid, Chlorkalium
— **chloricum** Kaliumchlorat, chlorsaures Kalium
— **chromicum (flavum)** Kaliumchromat, (gelbes) chromsaures Kalium
— **chromicum rubrum** = K. bichromicum
— **dichromicum** = K. bichromicum
—, **doppeltchromsaures** K. bichromicum
—, **doppeltkohlensaures** K. bicarbonicum
—, **doppeltweinsaures** Tartarus depuratus
— **ferri-cyanatum** Ferrizyankalium, rotes Blutlaugensalz
— **ferro-cyanatum** Ferrozyankalium, gelbes Blutlaugensalz
— **hydricum** = Kali causticum
Kaliumhydroxyd Kali causticum
Kalium hypermanganicum = K. permanganicum
— **jodatum** Kaliumjodid, Jodkalium
— **nitricum** Kaliumnitrat, salpetersaures Kalium, Kalisalpeter
— **permanganicum** Kaliumpermanganat, übermangansaures Kali
— **sulfuratum (pro balneo)** Kaliumsulfid, Schwefelkalium (zum Bade), Schwefelleber
— **sulfuricum** Kaliumsulfat, schwefelsaures Kalium
— **tartaricum** Kaliumtartrat, weinsaures Kalium

Kalium, übermangansaures K. permanganicum
Kalk, gebrannter oder **ungelöschter** Calcaria usta
Kalkwasser Aqua Calcariae
Kalmusextrakt Extractum Calami
Kalmusöl Oleum Calami
Kalmuswurzel Rhizoma Calami
Kalomel Hydrargyrum chloratum (mite)
Kalziumkarbonat Calcium carbonicum
Kalziumphosphat Calcium phosphoricum
Kalziumsulfat Calcium sulfuricum
Kamala Kamala
Kamillen Flores Chamomillae; —, **römische** Fl. Ch. romanae
Kamillenöl Oleum Chamomillae
Kampfer Camphora; **-geist** Spiritus camphoratus; **-öl** Oleum camphoratum; **-salbe** Unguentum camphoratum; **-spiritus** Spiritus camphoratus
Kapseln Capsulae
Karbolsäure Acidum carbolicum
Karbolwasser Aqua carbolisata
Kardamomen Fructus Cardamomi
Kardobenediktenkraut Herba Cardui benedicti
Karmeliterwasser Spiritus Melissae compositus
Käsepappelblätter Folia Malvae
Kaskarillrinde Cortex Cascarillae
Kastoröl Oleum Ricini
Katechu Catechu
Katzenbaldrian Radix Valerianae
Katzenpfötchen Flores Stoechados
Kautschukpflaster Collemplastrum
Keratinum Keratin
Karlsbader Salz Sal Carolinum factitium
Kienruß Fuligo
Kinderpulver Pulvis Magnesiae cum Rheo
Kirschsaft Sirupus Cerasorum
Klatsch|mohn oder **-rosen** Flores Rhoeados
Kleesalz Oxalium
Kleesäure Acidum oxalicum
Kochsalz Natrium chloratum crudum
Kodeïn Codeïnum
Koffeïn Coffeïnum
Kognak Spiritus e Vino
Kohle Carbo
kohlensaures Ammonium Ammonium carbonicum; **k. Blei** Cerussa; **k. Eisen** Ferrum carbonicum (saccharatum); **k. Kalium** K. carbonicum; **k. Kalzium** Calcium carbonicum; **k. Magnesium** M. carbonicum; **k. Natrium** N. carbonicum
Kokablätter Folia Coca
Kokaïn Cocaïnum
Kollargol Argentum colloidale
Kollodium Collodium
Kölnisch Wasser Spiritus Coloniensis
Kolombowurzel Radix Colombo
Koloquinten Fructus Colocynthidis
Kondurangorinde Cortex Condurango
Königskerzen Flores Verbasci
Königssalbe Unguentum basilicum
Kopaïvabalsam Balsamum Copaïvae
Kopfessig Acetum Sabadillae
Kornblumen Flores Cyani
Kosoblüten Flores Koso
Krähenaugen Semen Strychni
Krampftropfen, braune Tinctura Valerianae; **K., gelbe** T. V. aetherea; **K., weiße** Spiritus aethereus
Krampfwurzel Radix Valerianae
Krätzbalsam Balsamum Peruvianum
Krätzwurzel Rhizoma Veratri
Kräuter, erweichende Species emollientes
Kreide Creta; Calcium carbonicum
Kreosot Kreosotum
[W]**Kreosotal** Kreosotum carbonicum
Kresolseife Liquor Cresoli saponatus
Kreuzblumenkraut Herba Polygalae
Kropfsalbe Unguentum Kalii jodati
Krotonöl Oleum Crotonis
Kubeben Cubebae; **-extrakt** Extractum Cubebarum
Kühlsalbe Unguentum Plumbi
Kühlwasser Aqua Plumbi
Kümmel(früchte) Fructus Carvi

Kümmelöl Oleum Carvi
Kupfer, schwefelsaures Cuprum sulfuricum
Kupferalaun Cuprum aluminatum
Kupferrauch Zincum (!) sulfuricum
Kupfersulfat Cuprum sulfuricum
Kupfervitriol Cuprum sulfuricum
Kupferwasser Ferrum (!) sulfuricum

Lacca in Tabulis Schellack
Lackwehr Electuarium e Senna
Lac Sulfuris = Sulfur praecipitatum
Lakritze Succus Liquiritiae
Laminaria Laminariaquellstifte
Lanolinum = Adeps Lanae
Lapis causticus = Kali causticum
— **infernalis** = Argentum nitricum
— **Pumicis** Bimsstein
Lärchenschwamm Boletus Laricis
Lattenblätter Folia Farfarae
Latwerge Electuarium e Senna
Laudanum = Opium
Läuseessig Acetum Sabadillae
Läusepulver Pulvis contra Insecta
Läusesalbe Unguentum Hydrargyri cinereum venale; U. contra pediculos
Lavendelblüten Flores Lavandulae
Lavendelöl Oleum Lavandulae
Laxiermus Electuarium e Senna
Laxiersalz Magnesium sulfuricum
Laxiertee Species laxantes
Laxiertrank Infusum Sennae compositum
Lebens|elixier, -essenz, -tinktur Tinctura Aloes composita
Lebertran Oleum Jecoris Aselli
Leim Gelatina
Lein|kuchen, (-mehl) Placenta Seminis Lini (pulverata)
Leinöl Oleum Lini
Leinsamen Semen Lini
Lichen irlandicus = Carrageen
— **islandicus** isländisches Moos
Lieb|stengel, -stöckel Radix Levistici
Lignum Campechianum Blauholz
— **Guaiaci** Guajakholz
— **Quassiae** Quassiaholz
— **Sassafras** Sassafrasholz
Lindenblüten Flores Tiliae
Linimentum ammoniato-camphoratum flüchtige Kampfersalbe
— **ammoniatum** oder **volatile** flüchtige Salbe
Linimentum saponato-camphoratum Opoldedok
Lippenpomade Ceratum Cetaceï
Liquor Aluminii acetici Aluminiumazetatlösung, essigsaure Tonerde
Liquor Amonii anisatus anisölhaltige Ammoniakflüssigkeit, Salmiakanistropfen
— **Ammonii caustici** Ammoniakflüssigkeit, Salmiakgeist
— **Chlori** = Aqua chlorata
— **Cresoli saponatus** Kresolseifenlösung, [w]Lysol
— **Ferri albuminati** Eisenalbuminatlösung
— **Ferri jodati** Eisenjodürlösung
— — **sesquichlorati** Eisenchloridlösung
— **Kali caustici** Kalilauge
— **Natri caustici** Natronlauge
— **Natrii (chlorati** oder richtiger) **hypochlorosi** Bleichwasser, Javellesche Lauge
— **Natrii silicici** Natronwasserglas
— **Stibii chlorati** Antimonbutter
Lithargyrum Bleiglätte
Lithium carbonicum Lithiumkarbonat, kohlensaures Lithium
Lobelienkraut Herba Lobeliae
Lochpflaster Emplastrum Capsici perforatum
Lorbeeren Fructus Lauri; **-öl** Oleum Lauri
Löwenzahn Radix Taraxaci cum Herba
-extrakt Extractum Taraxaci
Lycopodium Bärlappsporen
Lysoformium Lysoform
[w]**Lysolum** Liquor Cresoli saponatus

Machandel Fructus Juniperi
Macis Muskatblüte
Magentropfen Tinctura amara; Essentia stomachalis

Magisterium Bismuti = Bismutum subnitricum
Magnesia usta gebrannte Magnesia
Magnesium carbonicum Magnesiumkarbonat, kohlensaure Magnesia
Magnesium, sulfuricum Magnesium sulfat, schwefelsaure Magnesia; Bittersalz.
Mairan, Majoran Herba Majoranae
Malabar-Kardamomen Fructus Cardamomi
Malvenblätter Folia Malvae
Malvenblüten Flores Malvae
Mandeln, bittere Amygdalae amarae; **M., süße** A. dulces
Mandelkleie Farina oder Furfur Amygdalarum
Manganum peroxydatum Mangansuperoxyd, Braunstein
Manna Manna
Maschinenöl Paraffinum liquidum
Materialsalbe Unguentum Hydrargyri cinereum venale
Meconium = Opium
Meerzwiebelessig Acetum Sabadillae
Meiran Herba Majoranae
Mel Honig; — **boraxatum** Honig mit Borax; — **Foeniculi** Fenchelhonig
Melissenblätter Folia Melissae
Melissenöl Oleum Melissae
Melissengeist Spiritus Melissae compositus
Mennige Minium
Mentholum Menthakampfer
Mercurius corrosivus = Hydrargyrum bichloratum; **M. dulcis** = H. chloratum; **M. vivus** = H.
Merkurialsalbe Unguentum Hydrargyri cinereum venale
Methylsulfonalum [w]Trional
[w]**Migraeninum** = Analgesinum cum Coffeïno citrico
Milchsäure Acidum lacticum
Milchzucker Saccharum Lactis
Minium Mennige
Mirban|essenz oder **-öl** Nitrobenzolum
Mixtura oleoso-balsamica Hoffmannscher Lebensbalsam
Mixtura sulfurica acida Hallersches Sauer
Mohn|früchte oder **-kapseln** oder **-köpfe** Fructus Papaveris
Mohnöl Oleum Papaveris
Mohnsamen Semen Papaveris
Moos, irländisches Carragheen; **M., isländisches** Lichen islandicus
Morphinum hydrochloricum oder **muriaticum** salzsaures Morphin oder Morphium
Moschus Moschus
Mucilago Gummi arabici Gummischleim
— **Salep** Salepschleim
Mückenöl Oleum Caryophyllorum
Mull Tela
Mundfäulesaft Mel (rosatum) boraxatum
Muskatbalsam Ceratum Nucistae
Muskatblüte Macis
Muskatnuß Semen Myristicae
Mutterharz Galbanum
Mutterkorn Secale cornutum; **-extrakt** Extractum Secalis cornuti
Mutterkrampftropfen Tinctura Valerianae aetherea
Mutterkümmel Fructus Cumini
Mutternelken Anthophylli
Mutterpflaster Emplastrum fuscum camphoratum
Myrrha Myrrhe

Nafalanum Nafalan
Nägelchen oder **Nägelein** Caryophylli
Naphtha Äther
Naphthalinum Naphthalin
Naphtholum Naphthol
Natrium aceticum Natriumazetat, essigsaures Natrium
— **biboracicum** = Borax
— **bicarbonicum** Natriumbikarbonat, doppeltkohlensaures Natrium, Natron
— **bromatum** Natriumbromid, Bromnatrium
— **carbonicum** Natriumkarbonat, kohlensaures Natrium

Natrium chloratum Natriumchlorid, Chlornatrium, Kochsalz
— **hyposulfurosum** = N. subsulfurosum
— **jodatum** Natriumjodid, Jodnatrium
—, **kohlensaures** N. carbonicum
— **muriaticum** = N. chloratum
— **phosphoricum** Natriumphosphat, phosphorsaures Natrium
— **salicylicum** Natriumsalizylat, salizylsaures Natrium
—, **schwefelsaures** N. sulfuricum
— **subsulfurosum** unterschwefligsaures Natrium
— **sulfuricum** Natriumsulfat, schwefelsaures Natrium
— **thiosulfuricum** — N. subsulfurosum
—, **unterschwefligsaures Natrium** N. subsulfurosum
Natron Natrium bicarbonicum; **-lauge** Liquor Natri caustici; **-wasserglas** Liquor Natrii silicici
Natrum causticum Natriumhydroxyd, Ätznatron, Seifenstein
Nelken Caryophylli; **-öl** Oleum Caryophyllorum
Nelkenpfeffer Fructus Amomi
Nervensalbe Unguentum Rosmarini compositum
Nesselblüten Flores Lamii
Nichts Zincum oxydatum oder Z. sulfuricum; **-salbe** Unguentum Zinci
Niespulver Pulvis sternutatorius
Nieswurz Rhizoma Veratri
Nigramentum schwarze Tinte
Nihil(um) Zincum oxydatum oder Z. sulfuricum
Nitrobenzolum Mirbanöl
Novocainum Novokaïn
Nußbaumblätter Folia Juglandis
Nuces Arecae = Semen A.
— **moschatae** = Semen Myristicae
— **vomicae** = Semen Strychni

Ochsenkreuzpflaster Emplastrum oxycroceum
Odontine Tinctura odontalgica
Oleïn Acidum oleïnicum
Oleum Absynthii Wermutöl
— **Amygdalarum** Mandelöl
— **animale foetidum** Tieröl, Franzosenöl
— **Anisi** Anisöl
— **Arachidis** Erdnußöl
— **Bergamottae** Bergamottöl
— **Cacao** Kakao|butter, -öl
— **cadinum** = O. Juniperi empyreumaticum
— **Calami** Kalmusöl
— **camphoratum** Kampferöl; O. c. **forte** starkes K.
— **cantharidatum** Spanisch-Fliegen-Öl
— **Carvi** Kümmelöl
— **Caryophyllorum** Nelkenöl
— **Castoris** = O. Ricini
— **Chamomillae aethereum** flüchtiges Kamillenöl; **O. Ch. infusum** gekochtes K.
— **Chloroformii** Chloroformöl
— **Cinnamomi** Zimtöl
— **Citri** Zitronenöl
— **crinale** Haaröl
— **Crotonis** Krotonöl
— **Foeniculi** Fenchelöl
— **Hyoscyami (infusum)** Bilsenkrautöl
— **Jecoris Aselli** Lebertran
— **Juniperi** Wacholderöl; **O. J. empyreumaticum** Kaddigöl, Wacholderteer
— **Lauri** Lorbeeröl
— **Lavandulae** Lavendelöl
— **Lini** Leinöl; **O. L. sulfuratum** einfacher Schwefelbalsam
— **Macidis** Muskatöl
— **Melissae** Melissenöl
— **Menthae piperitae** Pfefferminzöl
— **Myristicae aethereum** = O. Macidis; **O. M. expressum** = O. Nucistae
— **Nucistae** Muskatnußöl
— **Olivarum (provinciale)** Olivenöl, Provenceröl
— **Papaveris** Mohnöl
— **Petrae** Steinöl, Bergöl
— **Petroselini** Petersilienöl
— **provinciale** = O. Olivarum
— **Rapae** Rüböl

Oleum Ricini Rizinusöl
— **Rosae** Rosenöl
— **Rosmarini** Rosmarinöl
— **Rusci** Birkenteer
— **Sabinae** Sadebaumöl
— **Salviae** Salbeiöl
— **Santali** Santelholzöl
— **Sesami** Sesamöl
— **Sinapis** Senföl
— **Terebinthinae** Terpentinöl; **O. T. sulfuratum** Schwefelbalsam, Silberbalsam
— **Thymi** Thymianöl
— **Tiglii** = O. Crotonis
— **Vaselini** Vaselinöl
— **Vitrioli** = Acidum sulfuricum
Olibanum Weihrauch
Olivenöl Oleum Olivarum
Ölsüß Glycerinum
Ölzucker Elaeosaccharum
Opium Opium
Opodeldok Linimentum saponato-camphoratum
Orangenschalen Cortex Aurantii Fructus
Oxalium Kleesalz
Oxalsäure Acidum oxalicum
Oxycroceumpflaster Emplastrum oxycroceum

Panama|holz, -rinde, -späne Cortex Quillajae
Paprika Fructus Capsici
Paraffin, festes Paraffinum solidum; **P., flüssiges, -öl** P. liquidum
Pasta Althaeae oder **gummosa** oder **Liquiritiae** Lederzucker
Pastilli Hydrargyri bichlorati Sublimatpastillen
Pech, gelbes Colophonium; **P., weißes** Resina Pini
Pechöl Pix liquida
Pepsinum Pepsin
Percha lamellata Guttaperchapapier
Perlmoos Carrageen
Perlmutteröl Oleum Bergamottae
Perubalsam Balsamum Peruvianum
Petersilienfrüchte Fructus Petroselini
Petersilienöl Oleum Petroselini
Petroleum Oleum Petrae; **-benzin** Benzinum
Pfeffer, spanischer Fructus Capsici; **Pf., weißer** Piper album
Pfefferminzblätter Folia Menthae piperitae
Pfefferminzkampfer Mentholum
Pfefferminz|kuchen oder **plätzchen** Rotulae Menthae piperitae
Pfefferminzöl Oleum Menthae piperitae
Pferdefenchel Fructus Phellandri
Pflaster, Hamburger Emplastrum fuscum camphoratum
— **immerwährendes** Emplastrum Cantharidum perpetuum
Pflasterkäfer Cantharides
Phenacetinum Phenazetin
Phenol Acidum carbolicum
Phenylum salicylicum Salol
Phosphor|us Phosphor- **-latwerge** Electuarium phosphoratum; **-säure** Acidum phosphoricum
Physostigminum Phystostigmin
Pikrinsäure Acidum picrinicum
Pillen Pilulae
Pilocarpinum hydrochloricum salzsaures Pilokarpin
Pilulae Pillen; **P. aloëticae ferratae** eisenhaltige Aloëpillen; **P. Ferri carbonici Blaudii** Blaudsche Pillen
Piment Fructus Amomi
Pimpinellwurzel Radix Pimpinellae
Piper hispanicus = Fructus Capsici
Piper nigrum schwarzer Pfeffer
Pix liquida Holzteer
Placenta Amygdalarum = Farina A.
— **Seminis Lini** Lein(samen)kuchen
Plumbum aceticum essigsaures Blei
— **carbonicum** = Cerussa
Pockholz = Lignum Guaiaci
Podophyllinum Podophyllin
Poma Aurantii = Fructus A.
— **Colocynthidis** = Fructus Colocynthidis
Pomade, blaue oder **graue** Unguentum Hydrargyri cinereum venale
Pomeranzenfrüchte Fructus Aurantii

Pomeranzenschale Cortex Fructus Aurantii
Pottasche Kalium carbonicum crudum
Präzipitat, gelber Hydrargyrum oxydatum flavum; **P., weißer** Hydrargyrum praecipitatum album; **-salbe, weiße** Unguentum Hydrargyri album
Prinzipal- oder **Prinzipitatsalbe** Unguentum Hydrargyri album
[w]**Protargol** Argentum proteïnicum
Provenceröl Oleum Olivarum !
Puder, weißer Amylum Tritici
Pulpa Tamarindorum Tamarindenmus
Pulverholzrinde Cortex Frangulae
Pulvis aërophorus Brausepulver
— **contra Insecta** oder **Pediculos** Insekten- oder Läusepulver
— **dentifricius** Zahnpulver
— **Doveri** = P. Ipecacuanhae opiatus
— **effervescens** = P. aërophorus
— **gummosus** zusammengesetztes Gummipulver
— **Infantum** Kinderpulver = P. Magnesiae cum Rheo
— **inspersorius** Streupulver
— **Liquiritiae compositus** Brustpulver
— **Ipecacuanhae opiatus** Doversches Pulver
— **Magnesiae cum Rheo** Kinderpulver
— **Pediculorum,** Läusepulver.
— **Puerorum** „Knabenpulver" = P. Magnesiae cum Rheo
— **salicylicus cum Talco** Salizylstreupulver
— **sternutatorius** Niespulver
Purenpflaster Emplastrum Lithargyri compositum
Putzwasser Acidum sulfuricum dilutum
Pyoktaninum coeruleum (blaues) Pyoktanin
[w]**Pyramidonum** Pyramidon
Pyrazolonum phenyldimethylicum [w]Antipyrin; **P. p.-salicylicum** [w]Salipyrin
Pyrogallol oder **Pyrogallussäure** Acidum pyrogallicum

Quassiaholz Lignum Quassiae
Queckenwurzel Rhizoma Graminis
Quecksilber Hydrargyrum; **-chlorid** H. bichloratum; **-chlorür** H. chloratum; **-jodid** H. bijodatum; **-jodür** H. jodatum; **-oxyd** H. oxydatum; **-präzipitat** H. praecipitatum album; **-sulfat** H. sulfuricum; **-sulfid** H. sulfuratum
Quellstifte (Stipites) Laminaria(e)
Quendel Herba Serpylli
Quillajarinde Cortex Quillajae
Quitten|körner oder **-samen** Semen Cydoniae

Radix — Rhizoma
— **Althaeae** Eibischwurzel
— **Angelicae** Angelikawurzel
— **Bardanae** Klettenwurzel
— **Colombo** Kolombowurzel
— **Gentianae** Enzianwurzel
— **Ipecacuanhae** Brechwurzel
— **Glycyrrhizae** = R. Liquiritiae
— **Levistici** Liebstöckelwurzel
— **Liquiritiae** Süßholzwurzel
— **Ononidis** Hauhechelwurzel
— **Pimpinellae** Bibernellwurzel
— **Ratanhiae** Ratanhiawurzel
— **Rhei** = Rhizoma Rh.
— **Saponariae** Seifenwurzel
— **Sarsaparillae** Sarsaparille
— **Scillae** = Bulbus S.
— **Senegae** Senegawurzel
— **Taraxaci cum Herba** Löwenzahn
— **Valerianae** Baldrianwurzel
Rapsöl Oleum Rapae
Ratanhiawurzel Radix Ratanhiae
Räucheressenz Tinctura fumalis
Räucherkerzen Candelae fumales
Räucherpulver Pulvis fumalis
Reduziertes Eisen Ferrum reductum
Reglise Pasta gummosa
Reisstärke Amylum Oryzae
Reitersalbe Unguentum Hydrargyri cinereum venale
Resina Benzoës = Benzoë
— **Colophonium** = Colophonium
— **Dammar** = Dammara

Resina elastica = Cautschuc
— **empyreumatica liquida** = Pix liquida
— **Euphorbium** = Euphorbium
— **Gutti** = Gutti
— **Jalapae** Jalapenharz
— **Pini** Fichtenharz
— **Podophylli** = Podophyllinum
Resorbinum Resorbin
Resorcinum Resorzin
Reutersalbe Unguentum Hydrargyri cinereum venale
Rhabarber Rhizoma Rheï; **-extrakt** Extractum Rheï; **-tinktur** Tinctura Rheï
Rhizoma — **Radix**
— **Calami** Kalmus
— **Curcumae** Kurkumawurzel
— **Filicis** Farnwurzel
— **Galangae** Galgant
— **Graminis** Queckenwurzel
— **Hydrastis** Hydrastisrhizom
— **Iridis** Veilchenwurzel
— **Rheï** Rhabarber
— **Tormentillae** Heideckerwurzel
— **Veratri** weiße Nieswurz
— **Zedoariae** Zitwerwurzel
— **Zingiberis** Ingwer
Riechsalz Ammonium carbonicum
Rittersalbe Unguentum Hydrargyri cinereum venale
Rizinusöl Oleum Ricini
Robert. Witt Elixir roborans Whytii = Tinctura Chinae composita
römische Kamillen Flores Chamomillae Romanae
Rosenblüten Flores Rosae
Rosenhonig Mel rosatum
Rosenöl Oleum Rosae
Rosenwasser Aqua Rosae
Rosmarinblüten Flores Rosmarini
Rosmarinöl Oleum Rosmarini
roter Bolus Bolus rubra
— **Präzipitat** Hydrargyrum oxydatum
— **Ton** Bolus rubra
Rotulae Menthae piperitae Pfefferminzplätzchen; **R. Sacchari** Zuckerplätzchen
Rüböl Oleum Rapae
Rubramentum rote Tinte
Ruß Fuligo
Rutschpulver Talcum

Sabadillessig Acetum Sabadillae
Sabadillsamen Semen Sabadillae
Saccharum Zucker; **S. candidum** Kandis; **S. Lactis** Milchzucker; **S. saturninum** = Plumbum aceticum; **S. uvicum** Traubenzucker
Sadebaumöl Oleum Sabinae
Sadebaumspitzen Summitates Sabinae
Safran Crocus
Sagradafluidextrakt Extractum Cascarae Sagradae fluidum
Sagradarinde Cortex Cascarae Sagradae = C. Rhamni Purshiani
Sal bromatum effervescens brausendes Bromsalz
— **Carolinum factitium** oder **artificialis** künstliches Karlsbader Salz
— **carthárticum** Magnesium sulfuricum
— **Glauberi** } = Natrium sulfuricum
— **mirabile** }
— **Tartari** = Kalium carbonicum
— **Thermarum Carolinensium** = S. Carolinum factitium
— **volatile** = Ammonium carbonicum
Salbe, flüchtige Linimentum ammoniatum; **S., grüne** Unguentum Majoranae; **S., hebräische** Unguentum diachylon (Hebrae)
Salbeiblätter Folia Salviae
Salbeiöl Oleum Salviae
Salepknollen Tubera Salep
w**Salipyrin** Pyrazolonum phenyldimethylicum salicylicum
Salizylsäure Acidum salicylicum; **-streupulver** Pulvis salicylicus cum Talco
Salmiak Ammonium chloratum; **S., flüchtiger** oder **S. zum Backen** A. carbonicum
Salmiakgeist Liquor Ammonii caustici
Salmiakpastillen Pastilli oder Trochisci Ammonii chlorati
w**Salol** Phenylum salicylicum

Salpeter Kalium nitricum; **-geist, versüßter** Spiritus Aetheris nitrosi; **-papier** Charta nitrata; **-säure** Acidum nitricum

Salz Natrium chloratum; **S., Berliner** oder **Bullrichs** N. bicarbonicum; **S., flüchtiges** Ammonium carbonicum

Salzsäure Acidum hydrochloricum

Sanikel Herba Saniculae

Santel|holz Lignum Santali; **-öl** Oleum Santali

Santoninum Santonin

Sapo domesticus Hausseife

— **kalinus** Kaliseife, Ölseife; **S. k. venalis** Schmierseife

— **medicatus** medizinische Seife

— **niger** = S. kalinus venalis

— **oleaceus** oder **venetus** venezianische Seife

— **viridis** = S. kalinus venalis

Sarsaparille Radix Sarsaparillae

Sassafrasholz Lignum Sassafras

Sauerhonig Oxymel simplex

Sauer, Hallersches oder **-tropfen** Mixtura sulfurica acida

Säwensaat Flores Cinae

Schachtelhalm Herba Equiseti

Schafgarbe Herba Millefolii

Scheidewasser Acidum nitricum crudum

Schellack Lacca in Tabulis

Scheuerkraut Herba Equiseti

Schierling Herba Conii

Schlämmkreide Calcium carbonicum, Creta alba

Schlangenmehl Lycopodium

Schlüsselblumen Flores Primulae

Schmalz Adeps suillus

Schmierseife Sapo kalinus venalis

Schneeberger Schnupfpulver Pulvis sternutatorius

Schöpsentalg Sebum ovile

Schotenpfeffer Fructus Capsici

Schotentee Folliculi Sennae

Schwämmchensaft Mel boraxatum

Schwämme Spongiae

Schwärenpflaster Emplastrum Lithargyri compositum

schwarzer Degen Oleum animale foetidum

schwedische Kräuter Species Hierae picridis

Schwefeläther Aether

Schwefel, gefällter oder **gewaschener** Sulfur praecipitatum; **S., gereinigter** S. depuratum; **S., sublimierter** S. sublimatum

Schwefelbalsam Oleum Terebinthinae sulfuratum

Schwefelblüte Sulfur sublimatum

Schwefelkalium Kalium sulfuratum

Schwefelkohlenstoff Carboneum sulfuratum

Schwefelleber Kalium sulfuratum

Schwefelmehl Sulfur sublimatum

Schwefelmilch Sulfur praecipitatum

Schwefelsäure Acidum sulfuricum

schwefelsaure Magnesia Magnesium sulfuricum

schwefelsaures Eisen Ferrum sulfuricum; **s. Kalium** Kalium sulfuricum; **s. Kupfer** Cuprum sulfuricum; **s. Natrium** Natrium sulfuricum

Schweine|fett oder **-schmalz** Adeps suillus

Sebum ovile Hammeltalg

Secale cornutum Mutterkorn

Seemoos Carrageen

Seife, grüne Sapo kalinus venalis; **S., medizinische** S. medicatus

Seifen|holz oder **-rinde** Cortex Quillajae

Seifenpflaster Emplastrum saponatum

Seifenspiritus Spiritus saponatus

Seifenstein Natrum causticum

Seifenwurzel Radix Saponariae

Selleriepomade Unguentum Hydrargyri album venale

Semen — **fructus**

— **Amygdalae** = Amygdalae

— **Arecae** Arekasamen

— **Cinae** = Flores Cinae

— **Colchici** (Herbst)Zeitlosensamen

— **Cydoniae** Quittensamen

— **Cynosbati** Hagebuttensamen

Semen Foenugraeci Bockshornsamen
— **Lini** Leinsamen
— **Lycopodii** = Lycopodium
— **Myristicae** Muskatnuß
— **Papaveris** Mohnsamen
— **Quercus tostum** geröstete Eicheln
— **Sabadillae** Sebadillsamen
— **Sinapis** Senfsamen
— **Stramonii** Stechapfelsamen
— **Strophanthi** Strophanthussamen
— **Strychni** Strychnossamen
— **Tonco** Tonkabohne
— **Trigonellae** = S. Foenugraeci
Senegawurzel Radix Senegae
Senegasirup Sirupus Senegae
Senf Sinapismus; **-öl** Oleum Sinapis; **-papier** oder **-pflaster** Charta sinapisata; **-samen** Semen Sinapis
Sennalatwerge Electuarium e Senna
Sennesblätter Folia Sennae
Sennesschoten Folliculi Sennae
Sesamöl Oleum Sesami
Sevenbaum Summitates Sabinae
Sevum = Sebum
Sewensaat Flores Cinae
Silberbalsam Oleum Terebinthinae sulfuratum
Silberglätte Lithargyrum
Sirupus Althaeae Eibischsirup, Altheesirup
— **Amygdalarum** Mandelsirup
— **Aurantii (corticis)** Pomeranzenschalensirup
— **Cerasorum** Kirschsirup
— **Cinnamomi** Zimtsirup
— **emulsivus** = S. Amygdalarum
— **Ferri jodati** Jodeisensirup
— **Ferri oxydati** Eisenzuckersirup
— **Ipecacuanhae** Brechwurzelsirup
— **Liquiritiae** Süßholzsirup
— **Mannae** Mannasirup
— **Menthae piperitae** Pfefferminzsirup
— **Rhamni catharticae** Kreuzdornbeerensirup
— **Rhei** Rhabarbersirup
— **Rubi Idaei** Himbeersirup
— **Senegae** Senegasirup
Sirupus Sennae Sennasirup
— **simplex** Zuckersirup
Soda Natrium carbonicum crudum
Solutio Ammonii caustici = Liquor A. c.
— **arsenicalis Fowleri** = liquor Kalii arsenicosi
— **Chlori** = Aqua chlorata
— **Gutta Percha** = Traumaticinum
Sorsaft Mel (rosatum) boraxatum
spanische Fliegen Cantharides
spanisches Fliegenpflaster Emplastrum Cantharidum
Species Teegemische
— **ad Cataplasma** = Sp. emollientes
— **aromaticae** gewürzhafte Kräuter
— **diureticae** harntreibender Tee
— **emollientes** erweichende Kräuter
— **laxantes** abführender Tee
— **Lignorum** Holztee
— **pectorales** Brusttee
— **purgantes** = Sp. laxantes
— **resolventes** zerteilende Kräuter
— **St. Germain** = Sp. laxantes
Speckstein Talcum
Sperma Ceti = Cetaceum
Spießglanz Stibium sulfuratum nigrum
Spiritus Weingeist
— **aethereus** Ätherweingeist, Hoffmanns Tropfen
— **Aetheris nitrosi** versüßter Salpetergeist
— **Angelicae compositus** zusammengesetzter Angelikaspiritus
— **camphoratus** Kampferspiritus
— **Carmelitorum** = Sp. Melissae compositus
— **coeruleus** blauer Spiritus
— **Coloniensis** Kölnisch Wasser
— **crinalis** Haarspiritus
— **dilutus** verdünnter Weingeist
— **e Vino** Kognak
— **Formicarum** Ameisenspiritus
—, **flüchtiger** Liquor Ammonii caustici
— **Juniperi** Wacholderspiritus
— **Lavandulae** Lavendelspiritus
— **Melissae compositus** Karmelitergeist
— **Menthae piperitae** Pfefferminzspiritus

Spiritus Nitri dulcis = S. Aetheris nitrosi
— **russicus** russischer Spiritus
— **saponato - camphoratus** flüssiger Opodeldok
— **Saponis kalini** Kaliseifenspiritus
— **saponatus** Seifenspiritus
— **Sinapis** Senfspiritus
— **Vini gallici** Franzbranntwein
— — **rectificatus** = Sp. dilutus
— — **rectificatissimus** = Spiritus
Spitzglas Stibium sulfuratum nigrum
Spongiae Schwämme
Stahltropfen Tinctura Ferri pomata
Stangenschwefel Sulfur in baculis
Stärke Amylum; **-kapseln** Capsulae amylaceae
Stärkegummi Dextrinum
Stechapfelblätter Folia Stramonii
Stechapfelsamen Semen Stramonii
Steinklee Herba Meliloti
Steinöl Oleum Petrae
Sternanis Fructus Anisi stellati
Stibium sulfuratum aurantiacum gelbes Schwefelantimon; Goldschwefel
— **sulfuratum nigrum** schwarzes Schwefelantimon, Spießglanz
Stiefmütterchen Herba Violae tricoloris
Stincus marinus Meerstink
Stinkasant Asa foetida
stinkendes Tieröl Oleum animale foetidum
Stipites Dulcamarae Bittersüßstengel
— **Laminariae** = Laminaria
St.-Germain-Tee Species laxantes
Storax Styrax
Streupulver Lycopodium; **Pulvis** salicylicus cum Talco
Strobuli Lupuli Hopfenzapfen
Strophanthussamen Semen Strophanthi
Strychninum nitricum salpetersaures Strychnin
Strychnossamen Semen Strychni
Stuhlzäpfchen Suppositoria
Styrax Storax
Sublimat, ätzender Hydrargyrum bichloratum; **-pastillen** Pastilli Hydrargyri bichlorati
Succus Citri Zitronensaft
— **Glycyrrhizae** oder **Liquiritiae** Lakritzensaft
— **Juniperi** Wacholdersaft
— **Sambuci** Holundersaft
Sulfauratum Antimonii = Stibium sulfuratum aurantiacum
Sulfonalum Sulfonal
Sulfur in baculis Stangenschwefel; **S. depuratum** gereinigter **Schwefel**; **S. lotum** oder **praecipitatum** Schwefelmilch; **S. vegetabile** = Lycopodium; **S. sublimatum** Schwefelblüte
Summitates Sabinae Sadebaumspitzen
Suppositoria Stuhlzäpfchen
Süßholz Radix Liquiritiae; **-saft** Succus Liquiritiae
Süßmandelöl Oleum Amygdalarum (dulce)
Syrupus = Sirupus

Tabak Folia Nicotianae
Talcum (venetum) Talk
Talg Sebum
Talk Talcum
Tamarindenmus Pulpa Tamarindorum
Tannalbinum Tannalbin
Tannapfel- oder **Tannenzapfenöl** Oleum Terebinthinae
Tannigenum Tannigen
Tannin Acidum tannicum
Tannoformium Tannoform
Tartarus depuratus Weinstein
— **emeticus** = T. stibiatus
— **natronatus** Kaliumnatriumtartrat
— **stibiatus** Brechweinstein
— **tartarisatus** = Kalium tartaricum
Taubnesselblüten Flores Lamii
Tausendgüldenkraut Herba Centauri
Tee, schwarzer Thea nigra
Teegemische Species
Teer Pix liquida
Tela Verbandmull
Terebinthina (communis) (gewöhnlicher) Terpentin
— **laricina** Lärchenterpentin, venedischer Terpentin

Terpentin, dicker, gemeiner, weißer Terebinthina; **-öl** oder **-spiritus** Oleum Terebinthinae; **T., venedischer** Terebinthina laricina
Terpinum hydratum Terpinhydrat
Tetrachlorkohlenstoff Benzinoformium
Thea nigra schwarzer Tee
Theobromino - Natrium salicylicum wDiuretin
Thymian Herba Thymi; **-kampfer** Thymolum; **-öl** Oleum Thymi; **T., wilder** Herba Serpylli
Thymolum Thymol, Thymiankampfer
Tinctura Absynthii Wermuttinktur
— **Aconiti** Eisenhuttinktur
— **Aloës** Aloëtinktur
— — **composita** zusammengesetzte Aloëtinktur
— **amara** bittere Tinktur
— **anticholerica** Choleratropfen
— **Arnicae** Arnikatinktur
— **aromatica** aromatische Tinktur
— **Aurantii (Corticis)** Pomeranzentinktur
— **Benzoës** Benzoëtinktur
— **Calami** Kalmustinktur
— **Cantharidum** Spanischfliegentinktur
— **Capsici** Spanischpfeffertinktur
— **Catechu** Katechutinktur
— **Chinae** Chinatinktur
— — **composita** zusammengesetzte Chinatinktur
— **Cinnamomi** Zimttinktur
— **Colchici** Zeitlosentinktur
— **Colocynthidis** Koloquintentinktur
— **Digitalis** Fingerhuttinktur
— **episcopalis** Bischofessenz
— **Ferri chlorati aetherea** ätherische Chloreisentinktur
— **Ferri pomata** äpfelsaure Eisentinktur
— **fumalis** Räucheressenz
— **Gallarum** Galläpfeltinktur
— **Gentianae** Enziantinktur
— **Jodi** Jodtinktur
— **Ipecacuanhae** Brechwurzeltinktur
— **Lobeliae** Lobelientinktur
Tinctura Martis pomata = T. Ferri pomata
— **Meconii** = T. Opii
— **Myrrhae** Myrrhentinktur
— **Nucis vomicae** = T. Strychni
— **odontalgica** Zahntinktur
— **Opii benzoïca** benzoësäurehaltige Opiumtinktur; **T. O. crocata** safranhaltige O.; **T. O. simplex** einfache O.
— **Pimpinellae** Bibernelltinktur
— **Ratanhiae** Ratanhiatinktur
— **Rhei aquosa** wässerige Rhabarbertinktur; **T. R. vinosa** weinige Rh.
— **roborans Whytii** = T. Chinae composita
— **Sacchari (tosti)** Zuckerfarbe
— **Scillae** Meezwiebeltinktur
— **Strophanthi** Strophanthustinktur
— **Strychni** Strychnostinktur
— **thebaïca** = T. Opii simplex
— **Valerianae** Baldriantinktur; **T. V. aetherea** ätherische Baldriantinktur
— **Veratri** Nieswurztinktur
— **Zingiberis** Ingwertinktur
Tollkirschenblätter Folia Belladonnae
Tolubalsam Balsamum Tolutanum
Ton, roter Bolus rubra; **T., weißer** Bolus alba
Tonerde, essigsaure Liquor Aluminii acetici
Tonkabohne Semen Tonco
Totenkopf (Caput Mortuum =) Ferrum oxydatum rubrum
Tragacantha Tragant
Trank, Wiener Infusum Sennae compositum
Traubenzucker Saccharum uvicum
Traumaticinum Guttaperchalösung
Trichloressigsäure Acidum trichloraceticum
w**Trionalum** = Methylsulfonalum
Triticum venenatum Giftweizen
Trochisci Santonini Santoninzeltchen, Wurmplätzchen
Tropfen, Hoffmanns Spiritus aethereus
Tubera Aconiti Eisenhutknollen
— **Jalapae** Jalappenwurzel
— **Salep** Salep(knollen)

Übermangansaures Kali Kalium permanganicum
UnguentumAcidi borici Bor(säure)salbe
— **acre** = U. Cantharidum
— **ad decubitum** = U. Plumbi tannici
— **Argenti colloidalis** Silbersalbe
— **basilicum** Königssalbe
— **boricum** = U. Acidi borici
— **camphoratum** Kampfersalbe
— **Cantharidum** Spanischfliegensalbe; **U. C. pro usu veterinario** Sp. für den tierärztlichen Gebrauch
— **cereum** Wachssalbe
— **Cerussae** Bleiweißsalbe; **U. C. camphoratum** kampferhaltige B.
— **Cetacei** = U. leniens
— **diachylon** Bleipflastersalbe
— **Glycerini** Glyzerinsalbe
— **Hebrae** = U. diachylon
— **Hydrargyri album** (weiße) Quecksilberpräzipitatsalbe; **U. H. cinereum** (graue) Quecksilbersalbe; **U. H. rubrum** Quecksilberoxydsalbe
— **Kalii jodati** Jodkaliumsalbe
— **leniens** Cold Cream
— **mercuriale** = U. Hydrargyri cinereum
— **molle** weiche Salbe
— **neapolitanum** = U. Hydrargyri cinereum venale
— **nervinum** = U. Rosmarini compositum
— **Paraffini** Paraffinsalbe
— **Plumbi** Bleisalbe; **U. P. tannici** Gerbsäure-Bleisalbe
— **refrigerans** = U. leniens
— **Rosmarini compositum** Rosmarinsalbe, Nervensalbe
— **saturninum** = U. Plumbi
— **simplex** = U. cereum
— **Tartari stibiati** Brechweinsteinsalbe
— **Terebinthinae** Terpentinsalbe
— **Zinci** Zinksalbe
Universalpflaster Emplastrum fuscum camphoratum
unreife Pomeranzen Fructus Aurantii immaturi
Unschlitt Sebum
unterschwefligsaures Natron Natrium subsulfurosum
[w]**Urotropinum** = Hexamethylentetraminum

Vaginalkugeln Globuli (vaginales)
Valerianawurzel Radix Valerianae
Vaselina alba weiße Vaseline; **V. flava** gelbe V.
Vaselinöl Oleum Vaselinae; **V., gereinigtes** Paraffinum liquidum
[w]**Vasogenum** = **Vasolimentum**
Veilchenkraut Herba Violae tricoloris
Veilchenwurzel Rhizoma Iridis
venedische oder **venezianische Seife** Sapo venetus
venedischer oder **venezianischer Terpentin** Terebinthina laricina
Veratrinum Veratrin
Verbandmull Tela
Verbandwatte Gossypium
[w]**Veronalum** = Acidum diaethylbarbituricum
Violenwurzel Rhizoma Iridis
Vierräuberessig Acetum Sabadillae
Vanille Fructus Vanillae
Vinum album Weißwein
— **camphoratum** Kampferwein
— **Chinae** Chinawein
— **Condurango** Kondurangowein
— **emeticum** = V. stibiatum
— **Pepsini** Pepsinwein
— **rubrum** Rotwein
— **tokayense** Tokaier (Wein)
— **Rhei** Rhabarberwein
Vitriol, blauer Cuprum sulfuricum; **V., grüner** Ferrum sulfuricum; **V., weißer** Zincum sulfuricum
Vitriolum Martis = Ferrum sulfuricum
Vogelknöterich Herba Polygoni avicularis
Vorlauf Spiritus
Voßlungensaft Sirupus Liquiritiae

Wacholderbeeren Fructus Juniperi
Wacholdermus Succus Juniperi inspissatus

Wacholderöl Oleum Juniperi
Wachs, gelbes Cera flava; **W., weißes** Cera alba
Waldwollöl Oleum Pini silvestris
Walnußblätter Folia Juglandis
Walrat Cetaceum
Waschholzrinde Cortex Quillajae
Waschholzwurzel Radix Saponariae
Wasser, destilliertes Aqua destillata
Wasserglas Liquor Natrii silicici
Wasserstoffsuperoxyd Hydrogenium peroxydatum
Wassersuchttee Species diureticae
Watte Gossypium
Wegeblätter, Wegebreit, Wegerich Herba Plantaginis
Weihrauch Olibanum
Wein Vinum
Weinbranntwein Spiritus e Vino
Weingeist Spiritus
Weinsäure Acidum tartaricum
Weinstein(rahm) Tartarus depuratus
Weinsteinsäure Acidum tartaricum
weißer Leim Gelatina alba
— **Präzipitat** Hydrargyrum praecipitatum album
— **Ton** Bolus alba
Weizenstärke Amylum Tritici
Wermut Herba Absynthii; **-öl** Oleum Absynthii
Wiener Trank Infusum Sennae compositum
Windpulver Pulvis Liquiritiae compositus; **W. für Kinder** Pulvis Magnesiae cum Rheo
Wismutsubgallat Bismutum subgallicum
Wismutsubnitrat Bismutum subnitricum
Wohlverleih Flores Arnicae
Wollblumen Flores Verbasci
Wollfett WLanolin
Wollkrautblumen Flores Verbasci
Wundbalsam Balsamum Peruvianum
Wundschwamm Fungus Chirurgorum
Wurmfarnextrakt Extractum Filicis
Wurmkuchen Trochisci Santonini
Wurmsamen Flores Cinae
Wurstkraut Herba Majoranae oder Thymi

Zahnkitt Gutta Percha in bacillis
Zahnpulver Pulvis dentifricius
Zahntropfen Tinctura dentifricia
Zahnwehtropfen Oleum Caryophyllorum
Zahnwurzel Rhizoma Iridis
Zäpfchen Suppositoria
Zedoariawurzel Rhizoma Zedoariae
Zeitlosensamen Semen Colchici
Zelleriepomade oder **Zellers Pomade** Unguentum Hydrargyri album venale
Zerate Cerata
Zeresin Paraffinum solidum
Zewersaat Flores Cinae
Zeylonzimt Cortex Cinnamomi Ceylonici
Zimt Cortex Cinnamomi; **-öl** Oleum C.; **-rinde** Cortex C.
Zincum aceticum Zinkazetat, essigsaures Zink
— **chloratum** Zinkchlorid, Chlorzink
— **oxydatum** Zinkoxyd
— **sulfuricum** Zinksulfat, schwefelsaures Zink
Zinkblüte Zincum oxydatum
Zinkbutter Zincum chloratum
Zinkvitriol Zincum sulfuricum
Zinkweiß Zincum oxydatum
Zinnkraut Herba Equiseti
Zinnober Hydrargyrum sulfuratum
Zitronat Confectio Citri
Zitronenkraut Herba Melissae
Zitronenöl Oleum Citri
Zitronensäure Acidum citricum
Zitronenschale Cortex Citri Fructus
Zitwersamen Flores Cinae
Zitwerwurzel Rhizoma Zedoariae
Zucker Saccharum
Zuckerfarbe oder **Zuckercouleur** Tinctura Sacchari tosti
Zuckersaft Sirupus
Zuckersäure Acidum oxalicum
Zugpflaster Emplastrum Cantharidum E. Lithargyri compositum

III. Arbeiten der Helferin.

Wenn auch das Tätigkeitsgebiet der Helferin ein begrenztes und vor allem das Rezeptieren ihr durch gesetzliche Bestimmungen versagt ist und sie hiermit unter keinen Umständen mit Rücksicht auf das Wohl der Kranken, aber auch schon zur Sicherheit des für sie verantwortlichen Apothekers betraut werden darf, so nehmen in mittleren und großen Apotheken viele einfachen und schwierigeren Leistungen die Arbeitskraft einer Helferin voll in Anspruch. Die Sorge für Ordnung und Sauberkeit in allen Apothekenräumlichkeiten, die Buchführung, das Ausschreiben von Rechnungen und andere schriftlichen Arbeiten, das Ordnen der Kassen- und der übrigen Kontorezepte, Filterfalten, Schilderschreiben, das Auspacken angekommener Waren, das Auszeichnen der Preise und die Rücksendung leerer Gefäße, Kisten und Körbe, die laufende Führung des Hauptverzeichnisses (S. 15) und das Abfassen sind Arbeiten, die von nicht beim Kreisarzt angemeldetem Personal besorgt werden dürfen.

Eine Aufgabe aber, die keine wissenschaftliche Ausbildung, dagegen Umsicht und besonderes Geschick erfordert und in großen Betrieben eine Helferin voll beschäftigen kann, ist die übersichtliche Aufstellung des Heeres eigner und fremder Spezialitäten und die Sorge für die Vollständigkeit des Spezialitätenlagers.

Eine Anleitung zur Ausführung verschiedener Arbeiten sei im folgenden gegeben.

Das Wägen. Da es bei den in der Apotheke ausgeführten Wägungen fast immer auf große Genauigkeit ankommt, werden nur sehr feine, empfindliche Wagen gebraucht; sie bedürfen der schonendsten Behandlung und kunstgerechten Umgehens und müssen außer Gebrauch sich in Ruhelage befinden. Zu diesem Zweck beschwert man bei Stand- oder Tarierwagen die linke Seite mit den die Hagelkörner enthaltenden Tarierbechern, während man Handwagen entweder aufhängt, nachdem man, den Wagebalken senkrecht haltend, die untere Schale in die obere gelegt hat (ein Kunstgriff, der wie so mancher andere einfach ist, aber Übung erfordert) oder in Kasten legt. Vor dem Gebrauch sind die Wagen zu prüfen, ob sich beide Seiten im Gleichgewicht befinden, ob nicht die Bügel der Tarierwagen ausgehakt oder die Schnüre der Handwagen verstrickt sind.

Hat man in ein Gefäß eine Flüssigkeit zu wägen, so wird es auf die rechte Seite einer Standwage gestellt und mit Hilfe der in Blech- oder Hornschalen befindlichen Schrotkörner tariert: Man stellt ein leeres Schälchen auf die linke Seite und schüttet aus dem anderen mit der rechten Hand so lange Körner hinein, bis Gleichgewicht eingetreten ist, d. h. bis der Balken wagerecht und der Zeiger senkrecht nach unten steht. Während des Einschüttens drückt man mit dem Zeigefinger der linken Hand die Wagschale etwas herunter, um zu fühlen, ob noch viele oder weniger Schrotkörner fehlen. Das andere Schälchen mit den darin etwa noch vorhandenen Schrotkörnern stellt man auf den Wagekasten (nicht daneben), um zu verhüten, daß man es umstößt. Falls nicht genügend Hagelkörner vorhanden, braucht man zum Tarieren zunächst das leere Schälchen und ein möglichst großes Gewichtsstück, nicht etwa mehrere kleine, weil es sonst nachher an Gewichten zum Abwägen fehlen könnte und ferner, weil Irrtümer hierdurch leichter unterlaufen. Jetzt gießt man die Flüssigkeit aus einer in der rechten Hand (die Aufschrift nach oben!) gehaltenen Flasche hinein, indem man den Stöpsel mit Zeigefinger und Daumen der linken Hand hält, während der Mittelfinger die Wagschale etwas herabdrückt, um durch das Gefühl abzuschätzen, wann man langsamer und vorsichtiger gießen oder damit aufhören muß.

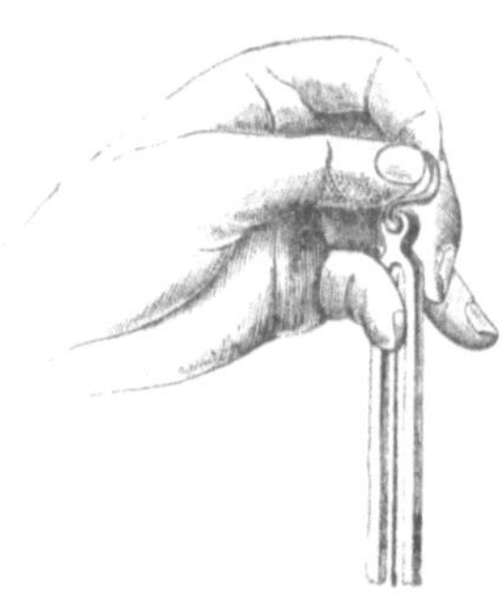

Abb. 21.
Richtige Haltung der Handwage.

Handwagen werden mit Daumen und Zeigefinger der linken Hand am Ring gehalten, die Zunge läßt man zwischen zwei anderen Fingern spielen (Abb. 21). Man prüft den richtigen Gang zunächst, indem man mit den Wagschalen die Tischplatte berührt, die Wage „anhält", und sie dann vorsichtig wieder hebt. In die linke Wagschale legt man nun die Gewichte, während in die rechte mit einem Löffel das zu wägende Pulver gebracht wird, anfangs reichlicher, wenn aber der Eintritt des Gleichgewichts fühlbar wird, läßt man kleine Mengen in die Schale fallen, indem man den Löffel am Stiel etwas schief hält und mit dem Zeigefinger fester oder loser dagegen klopft. Nach dem Gebrauch sind die Wagen sofort gesäubert an ihren Platz zu hängen oder zu legen.

Weder Tarierwagen noch Handwagen dürfen über die am Wagebalken angegebene Grenze hinaus belastet werden.

Das Abfassen. Pillen, Tees und Pulver, aber auch Salben und Flüssigkeiten, die in bestimmten Mengen immer wieder gefordert werden, hält man zur schnelleren und sicheren Abwicklung des

Betriebes abgewogen, verpackt und durch Aufdruck oder Anklebezettel mit Inhalts- und Preisangabe versehen oder, wie man kurz sagt, „abgefaßt" vorrätig. In Gläsern abgefaßte Flüssigkeiten bewahrt man gewöhnlich in Schränken in geraden Reihen neben- und hintereinanderstehend auf, der Größe nach geordnet und mit nach vorn gerichteter Aufschrift, Beutel mit Pulvern und Tees, Schachteln mit Pillen, Blechbüchsen mit Salben dagegen in Schubladen des Handverkaufstisches. Wertvolle Flüssigkeiten (wie Perubalsam) wägt man auf der Tarierwage ab, während man mit billigeren die Flaschen, die immer eine gewisse Menge fassen, bis zur Rundung vollgießt. Kleine Pulvermengen werden mit der Handwage abgewogen, auf Hornschiffchen geschüttet und von diesen in die Papierbeutel gebracht, während man größere Pulver- und Teemengen auf der Tarierwage gleich in die Beutel hineinwägt, dabei auf die linke Seite außer Gewichten einen leeren Beutel als Gegengewicht legend. Nachdem man eine Anzahl Dosen abgewogen, schließt man die Beutel nacheinander, indem man das offene Ende zweimal umbiegt und dann die Ecken nach der entgegengesetzten Seite knickt. Dies soll mit Sorgfalt geschehen, so daß alle Packungen mit gleichem Inhalt dieselbe Form und Größe zeigen. Nach der Glättung mit einem Falzbein werden sie fein säuberlich in ihrer Schublade untergebracht. Etwa noch vorhandene ältere Packungen legt man auf die neuen, während man in Gläsern abgefaßte ältere Flüssigkeiten nach vorn stellt.

Es sei der Stolz der Helferin, die Behälter mit den abgefaßten Sachen stets wohlgefüllt zu haben.

Das Einfassen. Leer gewordene Behälter der Offizin stellt man entweder an einen besonderen Platz, den **Abstelltisch (Defekt)**, oder man macht sie, um das Heraussuchen zu erleichtern, kenntlich, indem man Gläser und Büchsen in offenen Reihen umdreht (Schild nach hinten!) und an die Griffe der Schubkasten Ringe aus Metall, Pappe oder Knochen hängt. Das Füllen oder Einfassen der Gefäße geschieht täglich zu einer bestimmten Zeit, gewöhnlich morgens; man trennt die im Keller zu füllenden Gefäße von den übrigen und braucht zum Tragen den Einfaßkasten. Vor dem Einfüllen prüft und vergleicht man die Aufschrift des leeren Behälters mit der des Vorratsgefäßes. Beim Eingießen von Flüssigkeiten vermeidet man unnötige Bewegungen, um ein Aufrütteln des etwa vorhandenen Bodensatzes zu verhüten, und hält die Aufschrift des Vorratsgefäßes nach oben, um sie vor Augen zu haben und zugleich zu verhüten, daß nachher ein am Rande des Halses haftender Tropfen über das Schild gleitet. Man füllt Flüssigkeiten niemals bis unter den Stöpsel wegen der Gefahr des Platzens bei Ausdehnung des Inhaltes, wenn er in einen wärmeren Raum kommt; namentlich ist hierauf bei feuergefährlichen Flüssigkeiten, wie Äther und Benzin, die mit einem Trichter einzufüllen sind, zu achten. Beim Einfassen von Pulvern brauche man Löffel oder säubere, wenn man ausschüttete, nachher den Hals der Flasche. Salben entnimmt man den Vorräten mit Spateln und bringt sie in die kleineren Behälter, die man ab und zu auf das Knie oder ein zusammengefaltetes Tuch (nicht auf den bloßen Tisch) stößt, damit die Salbe nach unten rutsche; an den Wandungen hängende Salbenreste kratzt man mit dem Spatel ab und stößt sie nach unten. Nach dem Einfassen sind die Behälter äußerlich zu säubern, bei Glasgefäßen auch die Stöpsel und der Rand des Flaschenhalses.

Daß das verantwortungsvolle Einfassen von der Helferin nicht selbständig besorgt werden darf, sei besonders betont. Die Tätigkeit der Helferin hat sich dabei auf Hilfeleistungen und Handreichungen zu beschränken.

Das Öffnen von Flaschen mit eingeschliffenen Stöpseln ist, wenn sie harzhaltige Flüssigkeiten (Tinkturen) oder Salzlösungen (namentlich Wasserglas) oder leicht feucht werdende Pulver enthalten und Reste von diesen Stoffen beim Schließen im Halse hafteten, oft schwierig. Man versucht zunächst die Stöpsel zu lösen, indem man sie mit der Hand wackelnd (nicht drehend) hin und her bewegt oder mit einem Stück Holz vorsichtig von verschiedenen Seiten dagegen klopft. Führt dies nicht zum Ziel, so stellt man das umgekehrte Gefäß mit dem Hals längere Zeit in warmes Wasser oder schlingt einen dicken, langen Bindfaden ein- oder zweimal um den Hals und zieht ihn zu zweien an den Enden hin und her; die durch die Reibung erzeugte Wärme dehnt den Hals aus. Dasselbe ist der Fall, wenn man ihn vorsichtig und unter fortwährendem Drehen in eine kleine rußende Gas- oder in eine Spiritusflamme hält, was aber bei Gefäßen mit entzündlichem und leicht brennendem Inhalt ausgeschlossen ist. Man verhütet das Festkleben der Stöpsel, indem man leicht feucht werdende Pulver den Gefäßen mit dem Löffel entnimmt oder nach dem Ausschütten den Hals mit einem Tuche ausreibt und Gefäße mit klebrigen Flüssigkeiten erst dann wieder schließt, wenn alles im Halse Haftende zurückgelaufen ist.

Das Reinigen der Standgefäße. Vor dem Einfassen müssen die Gefäße, wenn sich ein starker Bodensatz darin gebildet hatte oder der Rest verdorben war, gesäubert werden. Dies gelingt in vielen Fällen schon mit kaltem Wasser, häufig ist warmes Wasser oder Zuhilfenahme von Sand nötig; bei manchen Stoffen führt erst Zusatz von Säure, bei anderen (namentlich bei Fetten) Salmiakgeist, Natronlauge oder Soda zum Ziele, bei wieder anderen starke Schwefelsäure. Die Reinigungsflüssigkeit muß mit Wasser völlig herausgespült werden. Darauf legt man, damit sich die Wasserspuren sammeln, die Behältnisse auf die Seite, den Boden etwas erhöht, und stellt sie dann längere Zeit auf den Kopf. Behälter von festen Stoffen, von Schmalz, fetten und flüchtigen Ölen trocknet man darauf aus, indem man sie unverschlossen und aufrecht in grelles Sonnenlicht oder in den Trockenschrank stellt.

Das Filtrieren und Kolieren. Um Flüssigkeiten zu klären, werden sie durch ein Filter, das feste Teile zurückhält, gegossen. Man setzt das Filter in einen Glastrichter, der auf einer Flasche steht, und gießt die Flüssigkeit am Rande herunter, nicht in die Mitte, um ein Zerreißen der Filterspitze zu verhüten. Schneller geht die Filtration vor sich, wenn man die trübe Flüssigkeit durch Absitzenlassen klärt, vorsichtig abgießt und filtriert und den Bodensatz umgeschüttelt zuletzt und auf einmal auf das Filter bringt. Wenn der Trichter dem Flaschenhals zu dicht aufsitzt und dadurch das Entweichen der Luft aus der Flasche verhindert und die Filtration verlangsamt oder unterbrochen würde, klemmt man einen Bindfaden oder einen zusammengelegten Papierstreifen zwischen Hals und Trichter. Um Öle zu filtrieren, muß das Filter vorher ausgetrocknet werden; man legt es zu diesem Zweck auf den Dampfapparat oder in den Trockenschrank. Man verwendet glatte Filter oder Sternfilter. Die Herstellung der ersteren ist einfach: Man knickt ein quadratisches Stück Fließpapier in der Mitte und das entstandene lange Viereck ebenfalls, so daß ein kleineres Quadrat entsteht, aus dem man durch Abrunden der vier freistehenden Enden mit der Schere einen Viertelkreisausschnitt erhält. Durch weiteres Knicken dieses glatten Filters strahlig vom Mittelpunkt ausgehende fächerförmige Falten erzeugend, erhält man ein Sternfilter. Ein Zerreißen der Spitze eines großen Filters in einem Trichter mit weitem Rohr verhütet man, indem man zuvor einen kleineren, engrohrigen Trichter oder einen durchlöcherten Porzellaneinsatz einfügt.

In manchen Fällen genügt zum Klären auch ein Durchseihen oder Kolieren durch Gaze, Flanell oder Leinen: Viereckige Stücke dieser Stoffe, die man zum Durchseihen von wäßrigen oder weingeistigen Flüssigkeiten (nicht aber Ölen und geschmolzenen

Fettgemischen) zweckmäßig vorher anfeuchtet, werden auf einen Tuchhalter (Tenakel) so gespannt, daß zur Aufnahme der durchzugießenden Flüssigkeit eine Mulde entsteht; es wird dabei nach Möglichkeit die Vorsicht beobachtet, daß die Nägel des Tuchhalters durch die Maschen des Gewebes hindurchgehen, um dieses zu schonen.

Das Destillieren. Will man eine Flüssigkeit von darin gelösten festen Stoffen befreien oder sie mit den flüchtigen Bestandteilen von Drogen beladen, ohne daß sie außer diesen noch andere aufnimmt, so unterwirft man sie der Destillation: Man bringt sie im Kessel des Dampfapparates zum Kochen, verdichtet die gebildeten Dämpfe, indem man sie durch Schlangenrohre, welche in einem Faß liegen und durch fließendes Wasser abgekühlt werden, leitet und fängt die abtropfende Flüssigkeit in einem untergestellten Gefäße auf. Zur Ausnutzung der Wärme richtet man sich so ein, daß der Dampfapparat während der Destillation zu anderen Arbeiten, wie Eindicken von Extrakten, Schmelzen von Fetten und Auflösen von Salzen gebraucht wird.

Das Ordnen der Kassen- und anderer Kontorezepte. Die Rezepte eines Tages nach Namen der Kassen oder Kranken zu trennen macht keine Schwierigkeit; dagegen ist zur schnellen und genauen Ordnung von Tausenden von Rezepten bei dem Ausschreiben der Rechnungen am Monats- oder Vierteljahresschluß eine gewisse Übung und planmäßiges Vorgehen nötig. Ein festes Stück Papier (80: 75 cm) wird durch Knicken in 3 × 8 längliche Felder (10: 25 cm, also etwas größer als ein Rezeptblatt) geteilt und jedes Feld unten mit einem Kassennamen oder Buchstaben des Abc versehen; Q und R nehmen nur ein Feld ein, auch X, Y und Z; neben S sind für Sch und St besondere Felder ratsam. Zunächst sortiert man nach dem Anfangsbuchstaben, dann jedes so erhaltene Päckchen nach dem folgenden Buchstaben, darauf nach dem dritten und vierten und so fort bis völlige Ordnung erreicht ist. — Die Aufbewahrung der Rezepte geschah bisher meist in Mappen und Schrankfächern oder Dutzenden von kleinen Schubladen. Zweckmäßiger, übersichtlicher und raumsparender ist die Aufbewahrung in Form einer Kartothek, wie man sie in kaufmännischen Kontoren, auf Sparkassen und Rathäusern sieht. Man kann sie fertig kaufen oder ohne große Mühe selbst anfertigen: Pappstücke (etwa 10: 23 cm) stellt man mit einer Langseite in einen geeigneten Kasten aus Holz oder Pappe oder in eine vorhandene tiefe Schublade, schiebt zwischen je 2 Pappscheiben, die auf angeklebten Vorsprüngen mit den Buchstaben des Abc oder den Namen der Kassen versehen sind, die Rezepte. Die Vorsprünge müssen eine Schrägzeile bilden. Das Umfallen verhindert ein nach Bedarf verschiebbares Brettchen (10 : 23 cm); letzteres hat an einer Langseite zwei Zapfen, welche in Löcher, die durch den Kastenboden in Abständen von etwa 3 cm gebohrt sind, hineinpassen. Auf diese Art, die bequemes Einordnen und leichtes Auffinden gestattet, lassen sich Tausende von Rezepten an einem einzigen Platze unterbringen.

Zum **Schreiben von Schildern** für Gefäße der Vorratsräume sind verschiedene (Schablonen- und Typendruck-) Apparate mit beigegebenen Gebrauchsanweisungen käuflich. Fertigkeit im schnellen Herstellen fehlerfreier und sauberer Schilder erlangt man durch Übung. Man benutze gutes Papier, gebe Gefäßen der gleichen Form und Größe gleichmäßige Schilder, auf denen längere Worte abgekürzt zu werden pflegen (s. S. 16). Zum Ankleben der Schilder braucht man Stärkekleister oder Lösungen von arabischem Gummi oder Dextrin. Zur Verhütung der Bildung von Luftblasen unter dem Papier, streicht man die aufgeklebten Schilder wiederholt mit den Fingern oder einem Tuche glatt, indem man sie dabei mit einem Blatt Papier bedeckt, um eine Beschmutzung und ein Verwischen der Schrift zu verhüten. Auf Blechbehältern haften die Schilder erst, nachdem man sie durch Abreiben mit Benzin völlig entfettet oder durch Überpinseln mit Kollodium oder Benzoëtinktur mit einer dünnen, festsitzenden Schicht überzogen hat. Bei Korbflaschen und Ballons hängt man mit Hilfe von Draht oder Bindfaden um den Hals oder an einen der Handgriffe kleine Holzbrettchen oder derbe Pappscheiben (etwa 7 × 12 cm groß) und klebt darauf die Papierschilder.

Um die Schilder weniger empfindlich und haltbarer in feuchter Luft, dabei zugleich abwaschbar zu machen, werden sie nach völligem Antrocknen (einen Tag nach dem Ankleben) zunächst dünn mit Kollodium und darauf mit Kopallack überpinselt

Sammeln und Trocknen von Drogen. Viele Drogen werden aus dem Auslande eingeführt; andere stammen von bei uns wild wachsenden oder der Drogengewinnung wegen angebauten Pflanzen. Namentlich in Thüringen und Franken findet man größere Pflanzungen von Eibisch und anderen Heilkräutern, während Pfefferminzkraut auch anderorten (oft in Apothekengärten) gezogen wird. Man sammelt Wurzeln und Wurzelstöcke gewöhnlich im Herbst, Rinden im Frühling, Wurzelknollen, Blätter und Kräuter zur Zeit der Blüte, Blüten bei ihrer Entfaltung,

Früchte und Samen nach der Reife. Die Drogen müssen beim Sammeln oberflächlich trocken sein, sind also nicht bei Regenwetter, auch nicht am frühen Morgen in betautem Zustande zu ernten. Auch dürfen sie nicht zu lange aufgeschichtet bleiben, sondern müssen baldigst zum Trocknen dünn ausgebreitet und öfter gewendet werden. Während das Trocknen gewöhnlich auf einem gut abgehobelten und sauber gescheuerten Boden geschehen soll, bringt man die Blüten der Königskerze (s. S. 32) auf Hürden in den Trockenschrank, damit durch rasches Trocknen bei künstlicher Wärme die natürliche Färbung möglichst erhalten bleibt. Häufiger in Apotheken angeboten werden Fingerhut- und Huflattichblätter, Arnika-, Kamillen-, Holunder- und Lindenblüten, Wacholder- und Mohnfrüchte, sowie Zeitlosensamen.

Wo in Gebirgsgegenden die Bärlapppflanze verbreitet ist, lohnt sich die Gewinnung der Bärlappsporen (s. S. 40). Man breitet die noch unreifen Fruchtähren auf großen weißen Leinenlaken aus oder setzt sie in Behältern der Sonne aus. Beim nachträglichen Reifen fallen die Sporen aus ihren Kapseln heraus und werden von letzteren und den Blättern der Fruchtähren durch ein Sieb getrennt. Wiederholtes Sieben des beweglichen gelben Pulvers durch ein möglichst engmaschiges Sieb ergibt eine ausgesuchte Ware.

Ausstellung in den Schauschränken und Schaukästen. An Plätzen, die der Kundschaft zugänglich sind, befinden sich Schauschränke und Schaukästen. Letztere stehen auf dem Handverkaufstisch oder sind in diesen eingebaut, so daß die darin liegenden Sachen dem kaufenden oder eine Arznei bestellenden oder abholenden Kunden in die Augen springen. Schauschränke werden so angebracht, daß auf die Anfertigung von Arzneien Wartende den Inhalt in Muße betrachten können. Es ist nicht gut, aus den Schauschränken und -kästen zu verkaufen, weil sonst unschöne Lücken entstehen; die darin befindlichen Sachen sollen nur zur Schau gestellt werden, brauchen deshalb nicht mit dem richtigen Inhalt gefüllt zu sein; Gefäße aus Pappe und anderen undurchsichtigen Stoffen kann man leer ausstellen, Gläser dagegen mit gefärbtem Wasser füllen. Die Ausstellung soll sauber, geschmackvoll und ruhig-vornehm, nicht aufdringlich sein und häufig, etwa alle Monate, gewechselt werden. Sie richtet sich nach den Anforderungen der Jahreszeiten; während man im Winter Frost- und Hustenmittel, sowie Lebertran und aus ihm angefertigte Zubereitungen ausstellt, werden im Sommer durstlöschende Tabletten, Mittel gegen Durchfälle und Mückenstiche angezeigt sein. An einer Stelle vielerlei zur Schau zu stellen ist unzweckmäßig; richtiger ist es, mit derselben Sache (vielleicht in verschieden großen Packungen) ein ganzes Fach oder einen ganzen Schrank auszufüllen. Man sondert von einander Mittel zur Stärkung, zur Pflege der Haut, Haare und Zähne, zum Backen und Einmachen, gegen Hühneraugen, zum Photographieren, Wohlgerüche und Seifen.

Ist ein Schaufenster vorhanden, so erfordert dies eine ganz besonders sorgfältige, saubere, vornehme und zielbewußte, öfter wechselnde Ausstattung.

IV. Hilfeleistungen durch die Helferin.

Bei der Anfertigung pharmazeutischer Zubereitungen und gebrauchsfertiger Arzneiformen, die Wissen und Überlegung, daher pharmazeutische Ausbildung erfordern, sind vielfach auch rein mechanische, keinerlei wissenschaftliche Vorbildung voraussetzende, aber zeitraubende Arbeiten nötig. Werden diese unter fachmännischer Aufsicht von einer zuverlässigen Helferin ausgeführt, so gewinnt der verantwortliche Pharmazeut durch die erzielte vorteilhafte Arbeitsteilung kostbare Zeit, um in Ruhe feinere Rezepturarbeiten und Untersuchungen ausführen zu können. Die Herstellung nachstehend beschriebener Arzneiformen ist mit einer Reihe solcher mechanischen Arbeiten (Ausrollen von Pillenmassen, Einkapseln von Pulvern, Aufkochen und Kolieren von Sirupen, Pressen von Stuhlzäpfchen) verbunden.

Aufgüsse, Infusa und **Abkochungen, Decocta** (s. S. 30, 38). Man verwendet die Drogen für gewöhnlich in zerschnittenem oder (Wacholderbeeren, Samen) in zerquetschtem Zustande. Zum Durchseihen benutzte Tücher sollen nach dem Gebrauch gründlich gewaschen, gut getrocknet und luftig, aber staubsicher aufbewahrt werden; für giftige, stark färbende und bittere Drogen sind besondere, zu kennzeichnende Tücher nötig. Metallsiebe, in welche nach Gebrauch fortzuwerfende Baumwollscheibchen eingeklemmt werden können, und Porzellansiebe haben vor Tüchern viele Vorzüge. Den in einer Mensur aufgefangenen Auszug läßt man, damit sich feste Teile zu Boden senken, stehen und gießt dann klar ab; Auszüge aus einigen Drogen (Rhabarber, Chinarinde) sind nach dem Erkalten trüb. Manche Aufgüsse und Abkochungen kann man auch mit Hilfe eines Glastrichters durch einen Wattebausch oder Filtrierpapier gießen. Altheewurzel und andere schleimhaltigen Drogen werden nicht ausgekocht, sondern mazeriert, d. h. bei Zimmerwärme ausgezogen.

Pulver, Pulveres (S. 45). Das Mischen verschiedener Pulver nimmt man in etwas rauhen Porzellanmörsern vor, indem man mit dem Stempel rechts und links kreisende Bewegungen ausführt und das Gemisch mehrere Male mit einem Löffel oder durch Schütteln und Klopfen des Mörsers in dessen Mitte bringt. Bei verschiedener Färbung der Bestandteile ist die gleichmäßige Mischung leicht zu erkennen, besonders, wenn man mit dem Stempel darüber hinwegstreicht: Zeigen sich abgegrenzte Flecke, so ist noch nicht genügend gemischt. Ist ein Bestandteil klümprig, so ist Durchsieben des Gemisches zu empfehlen. Für Menschen verwendet man feine, für Tiere grobe Pulver. Sehr kleine Pulvermengen werden zunächst mit etwa der gleichen Menge eines der

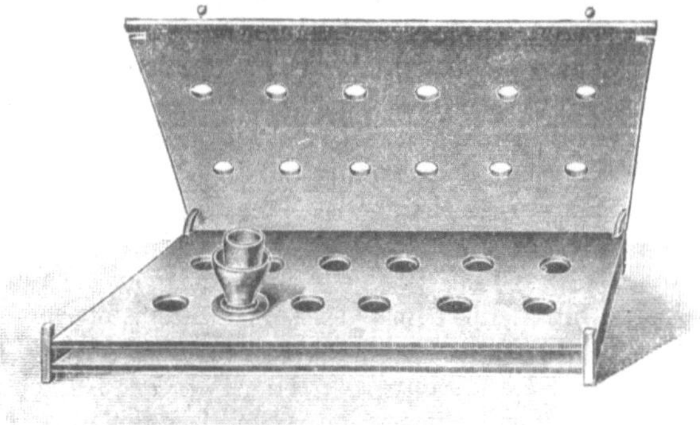

Abb. 22. Oblatenfüller.

anderen Bestandteile, die dann nach und nach zugesetzt werden, gemischt. Zur Anfertigung abgeteilter Pulver beschickt man nebeneinandergelegte Schiffchen mit der vorgeschriebenen und mit der Wage abgewogenen Menge, schüttet dann eins nach dem anderen in Pulverkapseln: Man knickt nach Augenmaß das untere Drittel der Kapsel um, hält sie in der linken Hand, öffnet das längere Ende mit dem Daumen der rechten Hand unter sanftem Druck mit dem linken Daumen und Zeigefinger. Dies gelingt bei etwas Geduld und nach einiger Übung ebenso schnell wie durch Aufblasen mit dem Munde, das ungehörig und zu unterlassen ist. Man nimmt anfangs nur eine Kapsel in die Hand, hat man aber erst die nötige Fertigkeit und Sicherheit erlangt, so kann man gleichzeitig mehrere halten, nacheinander öffnen und dann füllen. Hiernach wird das obere Ende umgeknickt und durch Hineinschieben des unteren Endes ein Verschluß erzeugt. Die fertigen Pulver, die gleich geformt sein sollen, legt man in Reihen neben- und hintereinander auf den sauberen Tisch, bedeckt sie mit einem Papierbogen und glättet sie mit einem Falzbein oder einem Pulverschiffchen. Pulver, die stark riechende und flüchtige Stoffe enthalten, füllt man in Wachskapseln, sehr bitter oder sonstwie unangenehm schmeckende werden oft in Oblaten aus Stärke abgegeben, um mit diesen verschluckt zu werden. Besondere Füllvorrichtungen (Abb. 22), denen gewöhnlich Gebrauchsanweisungen beiliegen, sind in den meisten Apotheken vorrätig. Wo sie fehlen, kann man sich helfen, indem man die runden, auf passende Salbentöpfchen gelegten Oblatenhälften mit dem abgewogenen Pulver beschickt und dann die andere Hälfte, deren Rand man mit Gummischleim bestreicht, mit einem gleich großen Salbentopf festdrückt.

Teemischungen, Species (S. 49). Das Mischen von Tees, deren Bestandteile, wenn sie nicht sehr klein sind, zerschnitten oder zerquetscht sein müssen, geschieht auf einem Papierbogen mit den Händen oder zwei Löffeln.

Pillen, Pilulae (S. 45). Aus den zuvor gleichmäßig gemischten wirksamen Bestandteilen stellt man mit Hilfe von geeigneten wirkungslosen Stoffen Pillen von durchschnittlich $^1/_{10}$ g Gewicht her. Die Anfertigung der Masse, das Anstoßen, bietet einige Schwierigkeit. Allgemeine Regeln lassen sich dafür nicht aufstellen. Die meisten Pillen kann man aber mit einem Gemisch gleicher Teile Süßholz- und Lakritzenpulver bereiten durch vorsichtiges, allmähliches Unterkneten von Gummischleim, Zuckerlösung oder Hönig; dies geschieht mit dem Pistill unter öfterem Abkratzen mit einem Spatel. Da zu harte Pillen zerfallen, zu weiche aber aneinanderbacken und sich plattliegen, darf die Masse weder bröcklig noch schmierig sein, sondern so bildsam, daß sie sich aus dem Mörser heraus- und vom Stempel ablöst, ohne Spuren zu hinterlassen. Man rollt die Masse zunächst mit der Hand, dann mit einem Brett zu einem Strang aus, teilt diesen, wenn nötig, nach Berechnung in gleich lange Stücke, die man durch Ausrollen verlängert und auf der Pillenmaschine in 20, 25, 30 oder mehr gleichgroße Pillen zerlegt. Sollten sie nicht kugelrund sein, so bedeckt man sie mit dem Fertigmacher und führt, sanft drückend, kreisende Bewegungen aus. Vor dem Einfüllen in Standgefäße oder in Schachteln zur Abgabe läßt man zweckmäßigerweise die Pillen einige Zeit in einer flachen Pappschale zum Austrocknen liegen; ein Bestäuben mit Bärlapp zur Verhütung des Aneinanderklebens ist dann kaum nötig.

Pillen, die Höllenstein und andere leicht zersetzlichen Chemikalien enthalten, dürfen nicht mit pflanzlichen Stoffen zusammengebracht werden, sondern sind mit weißem Ton und Glyzerin anzustoßen.

Salben, Unguenta (S. 52). Als Grundlagen dienen pflanzliche, tierische oder mineralische Fette (Schmalz, Lanolin, Öle, Vaseline), ferner Paraffinsalbe und andere, unter Umrühren erkaltete Schmelzgemische aus harten (Wachs, Paraffin) und flüssigen Fetten (Öle, flüssiges Paraffin). Salben werden mit einem Spatel ihren Behältern entnommen, auf Papier abgewogen unter Abstreichen auf dem darunter gehaltenen Zeigefinger und im Mörser unter öfterem Abkratzen der Mörserwandung und der Keule mit dem Spatel oder einem weißen, unbedruckten Kartenblatt mit den wirksamen Stoffen, die, wenn fest, vorher fein zerrieben oder in möglichst wenig Wasser gelöst sein müssen, gemischt. Kleine Mengen wirksamer Stoffe werden zunächst mit etwa gleichviel Salbengrundlage vermengt, bevor der Rest (nach und nach) zugesetzt wird. Salben müssen gleichmäßige Beschaffenheit zeigen; sie dürfen keine Wassertropfen enthalten und nicht körnig, auch nicht ranzig sein. Während Schweineschmalz sich leicht zersetzt und Paraffinsalbe und Vaseline nur wenig Wasser aufnehmen, zeichnet sich Lanolin durch Haltbarkeit und große Wasseraufnahmefähigkeit aus.

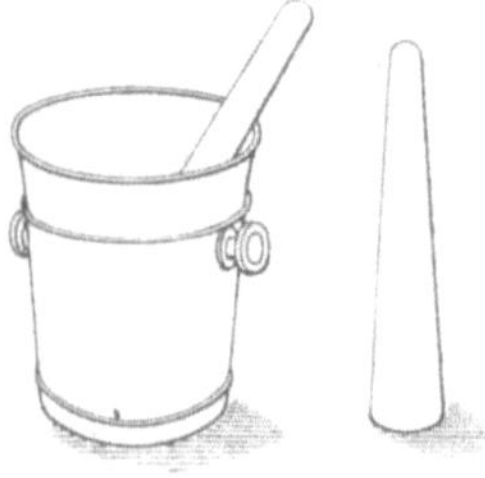

Abb. 23. Emulsionsmörser.

Zur Bereitung von Bohnerwachs aus Terpentinöl und Bienenwachs wird letzteres unter vorsichtigem Erwärmen und Umrühren geschmolzen; dann setzt man abseits vom Feuer — am besten im Freien — das feuergefährliche Terpentinöl hinzu und rührt bis zum Erkalten.

Stuhlzäpfchen, Suppositoria und **Vaginalkugeln, Globuli** (S. 36, 50) Die Masse — aus den wirksamen Stoffen und dem auf einem Reibeisen geraspelten oder auf andere Weise zerkleinerten Kakaoöl durch Mischen im Mörser hergestellt — wird mit der Wage auf Hornschiffchen verteilt. Jede Dosis stopft man in Kummers Suppositorien- oder Vaginalpresse; die beiden Metalleinsatzhälften dieser Pressen werden vorher in Hoffmannstropfen gelegt, auch wird damit das platte Ende des Stempels befeuchtet, um ein Loslösen der fertigen Zäpfchen oder Kugeln zu erleichtern.

Wo Kummers Pressen oder ähnliche Vorrichtungen fehlen, stößt man das Zäpfchengemisch mit Öl oder Lanolin zu einer bildsamen Masse an. Letztere rollt man unter Bestäuben mit Stärke oder Talk ähnlich wie eine Pillenmasse zu einem Strang aus, zerschneidet sie in Stücke von gleicher Länge, die man mit den Fingern am einen Ende anspitzt oder zu Kugeln formt. Ein Einwickeln der fertigen Zäpfchen in Wachs- oder Stanniolpapier ist üblich, aber nicht erforderlich.

Emulsionen, Emulsiones (künstliche Milch, S. 30). Aus ölhaltigen Samen gewinnt man eine Emulsion, indem man sie nach Befeuchtung in einem hohen Porzellanmörser (Abb. 23) mit einer Holzkeule zerquetscht und dann mit wenig Wasser unter öfterem Zusammenkratzen mit einem knöchernen Spatel zu einem zarten Brei anstößt und diesen, umrührend, mit Wasser allmählich verdünnt. Mit Hilfe eines Seihtuches drückt man nun die milchige Flüssigkeit von dem Rückstande ab. Mandeln werden vor dem Zerstoßen, nachdem sie in warmem Wasser gelegen, von der Schale befreit, Mohnsamen und andere, besonders harte Samen müssen vorher einige Zeit in Wasser eingeweicht werden.

Zur Anfertigung von Emulsionen aus Ölen bedient man sich emaillierter kleiner Schalen, die man mit ihren hölzernen Keulen tariert. Man wägt 1 Teil Öl und $^1/_2$ Teil gepulvertes arabisches Gummi hinein, mischt und fügt $^3/_4$ Teile Wasser unter Rühren und Schlagen, öfter abkratzend, hinzu; ein Knacksen kündet das Gelingen der Emulsion an: ein weißer Leim, dem nach und nach der Rest des Wassers ($7^3/_4$ Teile) zugemischt wird, hat sich gebildet.

Wo obige leichten Schalen fehlen, kann man zum Abwägen des Öls und Wassers Salbentöpfe, die man in einen Porzellanmörser entleert, benutzen.

Tinkturen, Tincturae (S. 51) setzt man in weithalsigen, mit Kork zu verschließenden Flaschen oder besonderen Glashafen (Abb. 24), die mit angefeuchtetem Pergamentpapier verbunden werden, an und stellt sie bei Zimmerwärme so hin, daß sie leicht zu erreichen sind, um täglich zu einer bestimmten Zeit (damit es nicht vergessen wird) geschüttelt zu werden. Nach acht Tagen gießt man den Auszug durch ein Preßtuch (auf einen Tuchhalter gespannt) in eine Schale, die, der Gefahr des Umkippens wegen, auf einem Strohkranz oder Korkring ruht. Nachdem so viel wie möglich freiwillig abgelaufen ist, verbindet man das Preßtuch, dessen Rand man zusammengenommen hat, mit Bindfaden und trennt in einer Presse Flüssigkeit von festen Stoffen, indem man erst dann wieder fester anzieht, wenn das Abtropfen aufhört. Bei einer Differentialhebelpresse (s. S. 11), die ein vollständiges Abpressen gestattet, ist ein Tuch überflüssig. Man schüttet in den zylindrischen Metallkorb den gesamten Inhalt der Ansatzflasche. Die ablaufende, in einer Schale aufgefangene Flüssigkeit gießt man in die Ansatzflasche zurück, überläßt sie einige Tage der Ruhe und filtriert, indem man möglichst viel klar abgießt und den Rest mit dem aufgerüttelten Bodensatz zuletzt aufs Filter bringt. Um Verdunstung von Weingeist zu erschweren, bedeckt man den Trichter mit einer Glasplatte.

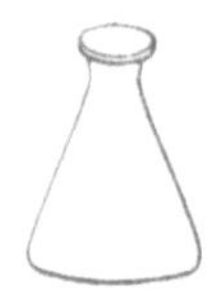

Abb. 24. Glashafen.

Zur Anfertigung von Jodtinktur wird zweckmäßig das Jod in einem Gazebeutel in eine weithalsige, mit Glasstöpsel verschließbare Flasche mit Weingeist gehängt; es löst sich so recht schnell.

Sirupe, Sirupi (S. 49). Nachdem der Zucker unter Erwärmen und Umrühren sich vollständig gelöst hat, läßt man einmal aufkochen und koliert heiß durch angefeuchteten Flanell oder filtriert durch einen angewärmten Trichter. Der beim Kochen durch Verdunstung eintretende Gewichtsverlust ist durch Zusatz heißen Wassers auszugleichen; aus diesem Grunde merke man sich das Gewicht des Kochgefäßes. Vorschriftsmäßig zubereitet und in gut verschlossenen Behältern aufbewahrt, halten sich Sirupe lange Zeit, ja unbegrenzt, vorausgesetzt, daß die Gefäße keine alten, in Gärung übergegangenen Reste enthielten, sondern gesäubert und getrocknet waren; die Haltbarkeit wird erhöht, wenn man die Säfte noch heiß in angewärmte kleine Gläser füllt.

In den meisten Apotheken, namentlich in Gegenden, die reichlich und billig Himbeeren liefern, fertigt man Himbeersaft in größerem Maßstabe an. Daher sei seine Herstellung hier näher beschrieben. Himbeeren werden in einem nicht ganz zu füllenden Behälter (Porzellan- oder Steinguttopf, Holzbottich) mit einer Holzkeule oder den sorgfältig gesäuberten Händen zerquetscht; große Mengen mahlt man zweckmäßig durch ein passendes Quetschwalzwerk. Die entstehende Maische läßt man unter loser Bedeckung des Gefäßes bei etwa 20° stehen und rührt dann und wann mit einem Löffel oder Spatel aus Holz oder Porzellan oder einem Glasstab (nicht mit einem Eisengegenstande) um. Es tritt eine Gärung ein, bei der gelöste Eiweißstoffe, die ein Abpressen und Filtrieren des Saftes erschweren, gerinnen. Ein Zusatz von Zucker (1 bis 2 Teile auf 100) zur Maische beschleunigt diesen Vorgang. Nach 2 Tagen preßt man ab, läßt den erhaltenen Saft in einer Glasflasche, einem Ballon oder Faß — lose verstopft — nachgären solange man noch das Entweichen von Gasen wahrnimmt. Es hat sich nun über dem sich absetzenden Bodenschlamm eine mehr oder weniger klare, rote Flüssigkeit abgesondert; diese wird vorsichtig abgegossen oder abgehebert. Den aufgerührten Schlamm bringt man auf ein Faltenfilter und gießt die abgeheberte Flüssigkeit allmählich nach. Man erhält auf diese Weise einen klaren Saft und die Filtration geht verhältnismäßig rasch vor sich. Wenn man dagegen zuerst den Saft zu filtrieren versucht, um zum Schluß den Schlamm aufs Filter zu bringen, so gerät die Filtration bald ins Stocken, da kleinste, feste, im Safte aufgeschwämmte Körper das Filter verstopfen. Der ausgegorene und filtrierte Saft ist in geschlossenen Flaschen auch ohne Zuckerzusatz lange haltbar. Zum Hausgebrauch und für den Handverkauf kann er mit der gleichen Gewichtsmenge Zucker verkocht werden (das DAB schreibt mehr Zucker vor). Man benutzt zum Kochen am besten (mit verdünnter Schwefelsäure und einem Strohwisch) blank gescheuerte Kupferkessel; emaillierte Gefäße müssen völlig unversehrt sein, eiserne und verzinnte Töpfe und Kessel sind ungeeignet. Nachdem der Zucker sich gelöst, läßt man den Inhalt des (wegen der Neigung des Saftes zum Überkochen) nicht völlig zu füllenden Kessels einmal aufwallen und koliert gleich darauf. Erkaltenlassen im Kupfergefäß ist gefährlich! Gartenhimbeeren geben eine etwas größere Ausbeute, der Saft der Waldhimbeeren ist aber schöner in Farbe und angenehmer von Aroma.

Extrakte, Extracta (S. 31). Je nach der Art und Beschaffenheit der Droge wird diese frisch oder getrocknet, aber immer zerkleinert, bei Zimmer- oder höherer Wärme mit Wasser, Weingeist oder Äther oder Mischungen dieser Flüssigkeiten in Steinguttöpfen oder weithalsigen Flaschen ausgezogen. Die abgedrückte Brühe wird in Porzellanschalen auf Dampf eingedickt, was (namentlich gegen Ende) unter fortwährendem Umrühren (zweckmäßig durch ein selbsttätiges Rührwerk) zu geschehen hat. Weingeist und Äther werden abdestilliert, um zur Herstellung derselben Extrakte später wieder Verwendung zu finden.

Um trockene Extrakte zu erhalten, dickt man die Brühe so steif ein, daß sie sich mit dem Spatel in Bänder ziehen läßt; diese werden im Trockenschrank getrocknet, warm im angewärmten rauhen Mörser zerrieben und dann in gut schließende trockene Gläser gefüllt.

Um die dicklichen giftigen Extrakte zur Bereitung von Pulvergemischen handlicher zu machen, stößt man sie zu einer Pillenmasse mit Süßholz an, formt Stränge, die man austrocknet, zerreibt und nun noch mit so viel Süßholz mischt, daß zwei Teile des trockenen Extraktes einem Teile des dicklichen entsprechen.

Fluidextrakte, Extracta fluida (S. 31). Während der Gehalt der gewöhnlichen Extrakte an wirksamen Stoffen höher ist als der der angewandten Drogen, entsprechen die Fluidextrakte an Wirksamkeit der gleichen Drogenmenge. Sie werden unter möglichster Umgehung des Erwärmens, das eine Veränderung oder Verflüchtigung mancher wirksamen Stoffe veranlaßt, angefertigt. Man füllt den Perkolator mit 100 Teilen des durchfeuchteten, nach zwölfstündigem Stehen gequollenen Drogenpulvers, preßt es ein und gießt die jeweils vorgeschriebene Ausziehflüssigkeit darauf bis sie anfängt abzutropfen, schließt den Hahn und läßt nach 48 Stunden je 30 Tropfen in der Minute abfließen, bis man 85 Teile erhalten hat. Dann fängt man gesondert einen zweiten Auszug auf, bis die Droge völlig erschöpft ist, dampft ihn auf 15 Teile ein und vereinigt ihn mit dem ersten Auszuge. Nach Absetzenlassen wird filtriert.

Pflaster, Emplastra (S. 30). Zur Abgabe werden die Pflaster in geschmolzenem Zustande in aus Papier hergestellte Formen gegossen; die erkalteten Tafeln teilt man mit einem Lineal in rechteckige Felder und schneidet sie darauf mit einem scharfen Messer auseinander. Man kann die Pflaster aber auch in Stangen verwandeln, indem man sie geschmolzen in Metallformen gießt oder mit den Händen und einem Brett ausrollt. In letzterem Falle durchwärmt man Pflaster, die pflanzliche Stoffe enthalten, schwach, aber gleichmäßig, und bestreicht Hände und Pflasterbrett dünn mit Öl; andere Pflaster legt man in warmes Wasser und rollt sie, sobald sie knetbar und dehnbar geworden, aus, wobei man Hände und Brett mit Wasser befeuchtet.

Pflasterreste, die sehr fest haften, entfernt man von den Händen mit wenig Terpentinöl.

Über englisches Hautpflaster vgl. S. 30.

V. Grundsätze; Ratschläge und Winke; Kunstgriffe.

1. Der Tätigkeit der Helferin sind enge Grenzen gezogen: Sie hat sich den Mitteln, die auf S. 20 bis 52 mit † oder ☠ bezeichnet sind (den Giften), fern zu halten. Sie darf nicht rezeptieren und

defektieren; Hilfeleistungen und Handreichungen hierbei und beim Einfassen haben stets unter Aufsicht zu geschehen.

2. Peinliche Sauberkeit und musterhafte Ordnung sollen die Apotheke auszeichnen, wie pünktliche und gewissenhafte Pflichterfüllung aller, die darin tätig sind.

3. Jede Arbeit werde schnellstens erledigt, nichts auf morgen verschoben, was während der heutigen Dienststunden geschehen kann; eine angefangene Arbeit ist ohne unnötigen Verzug zu Ende zu führen.

4. Wenn nicht gearbeitet wird, besonders bei Schluß der Geschäftszeit, seien Tische aufgeräumt und gesäubert.

5. Nach dem Gebrauch ist jedes Gefäß und Gerät, nötigenfalls gesäubert, baldigst an seinen Ort zurückzubringen.

6. Bevor man in eine Flasche Flüssigkeit gießt, sucht man einen passenden, dicht schließenden Kork, den man, wenn nötig, durch Bearbeiten mit der Korkzange schmiegsamer macht, aus, dreht ihn unter sanftem Druck mit Daumen und Zeigefinger der rechten Hand in die Öffnung der Flasche, die man am Halse schwebend hält. Gewaltsames Eindrücken, namentlich wenn es mit der Handfläche geschieht und die Flasche dabei auf dem Tisch steht, kann bei gesprungenem, aber auch bei unbeschädigtem Hals bösartige Verletzungen veranlassen.

7. Nicht nur richtig, sondern auch schön soll gearbeitet werden: Man verwende Sorgfalt auf das Tektieren und Einwickeln, befeuchte Zettel, die man weder in Gegenwart anderer, noch unbeobachtet belecken soll, mit der „nassen Zunge" oder einer ähnlichen wohl in jeder Apotheke vorhanden Vorrichtung, klebe sie gerade und etwas oberhalb der Mitte an Flaschen, nachdem man alte Zettel abgekratzt oder unter Anfeuchten abgelöst hat. Man blase weder Teebeutel noch Kapseln mit dem Munde auf (S. 86), belecke nicht die Fingerspitzen, um Einwickelpapier zu erfassen, berühre Teegemische, Pillen und andere Sachen, die eingenommen werden sollen, möglichst wenig mit den Händen, mische zusammengegossene Flüssigkeiten durch Umkehren der mit dem Kork verschlossenen Flasche, nicht, indem man die Öffnung mit dem Daumen zuhält. Papierschnitzel und Bindfadenreste lasse man nicht auf den Boden fallen: sie gehören in den Abfallkasten.

8. Zum Abreiben von fettigen oder beschmutzten Händen, Tischen und Gefäßen benutze man nicht das Handtuch und das Staubtuch; ersteres dient zum Abtrocknen der sauber gewaschenen Hände, letzteres zum Staubwischen.

9. Um jedem Zweifel zu begegnen und Irrtümer auszuschließen, sind alle Gefäße, in die etwas — wenn auch, wie beim Ansetzen mancher Sirupe, nur für Stunden — gefüllt wurde, zu bezeichnen; dabei befleißige man sich einer deutlichen Handschrift.

10. Gefährliche Flüssigkeiten (Säuren, Salmiakgeist) dürfen, auch wenn sie angeblich sofort entleert werden sollen, weder in Eß- oder Trinkgeschirren abgegeben, noch, ebensowenig wie feste Gifte (Kleesalz u. a.), an Kinder verkauft werden. Erwachsene sind auf die Gefährlichkeit aufmerksam zu machen; die Behältnisse müssen mit Aufschrift (Namen, Gift, Vorsicht) versehen werden.

11. Will man während der Arbeit den Stempel eines Mörsers beiseite legen, so muß das dickere Ende dem Tischrande zugewandt sein, damit er nicht auf die Erde rollt.

12. Um eine zähe, dicke Flüssigkeit (Rizinusöl, Perubalsam) in eine Flasche mit engem Hals zu füllen, hält man das Vorratsgefäß möglichst hoch und gießt langsam, damit sich ein dünner Flüssigkeitsfaden bildet. Zweckmäßig ist es, derartige Flüssigkeiten in der kalten Jahreszeit nahe der Heizung aufzubewahren oder ihre Gefäße vor dem Ausgießen durch Einstellen in mäßig heißes Wasser anzuwärmen.

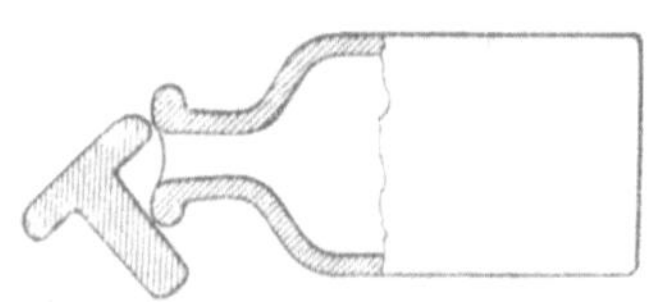
Abb. 25. Tröpfelung

13. Will man aus einer Flasche tröpfeln, so feuchtet man zunächst mit dem Stöpsel das Innere des Halses mit dem Inhalt an und neigt die Flasche. Dabei (Abb. 25) den Stöpsel gegen den Rand des Halses zu halten, ist ratsam. Aus Arzneigläsern kann man genau tröpfeln, wenn man darauf einen Kork setzt, in den mit dem Messer zwei gegenüberliegende Kerben geschnitten wurden.

14. Man verbrauche ältere Vorräte möglichst, bevor man neue in Angriff nimmt, da manche Sachen durch Lagern an Wert und Wirkung abnehmen.

15. Leere Gefäße, Kisten und Körbe sind in bestimmten Zwischenräumen (etwa allmonatlich) an die Lieferanten zurückzusenden.

16. Mit Rücksicht auf seine Mitmenschen unterlasse man in der Apotheke übermäßig lautes Sprechen, Singen und Pfeifen, vermeide beim Arbeiten unnötige Geräusche (kreischendes Kratzen im Mörser) und rauche nicht.

VI. Berufsgefahren.

In der Apotheke werden zahlreiche Stoffe aufbewahrt und verarbeitet, die Gesundheit und Leben von Menschen bedrohen oder Kleidungsstücke beschädigen, wenn man unvorsichtig mit ihnen umgeht oder sie ohne Sachverständnis behandelt; sie können aber auch der Apotheke selbst und dem Hause, in dem diese sich befindet, gefährlich werden.

Gifte (Arsenik, Alkaloide, Quecksilberverbindungen, Blausäure) wirken innerlich genommen schon in kleinen Mengen tödlich.

Äther, Benzin und Schwefelkohlenstoff verdunsten leicht, und ihre Dämpfe entzünden sich bei Berührung mit offenem Licht, brennender Zigarre oder brennendem Streichholz. Man soll daher mit diesen Flüssigkeiten nur am Tage oder bei elektrischem Licht arbeiten und in ihrer Nähe weder rauchen noch ein Zündholz anstecken. Beim Umgießen größerer Mengen in andere Gefäße sind Trichter zu benutzen.

Durch ätzende Flüssigkeiten (Salmiakgeist, Natronlauge, Salpeter-, Salz- und Schwefelsäure) können Gesicht und Hände verletzt werden, kann die Kleidung Schaden leiden. Schwefelsäure wird besonders gefährlich beim Mischen mit Wasser (s. S. 22), noch mehr mit brennbaren Flüssigkeiten, wie Weingeist und Terpentinöl; es tritt starke Erhitzung und unter Umständen Entzündung ein.

Sauerstoffreiche Verbindungen (chlorsaures und übermangansaures Kali, Chromsäure, Pikrinsäure) können beim Zerreiben, besonders aber beim Mischen mit Kohle und Schwefel sowie organischen Stoffen (Weingeist, Glyzerin) sich allmählich oder auch plötzlich zersetzen und unter Knall Selbstentzündung verursachen. Bei der Herstellung bengalischer Feuer mischt man daher zunächst alle übrigen Bestandteile gleichmäßig im Mörser und mengt zuletzt das gefährliche chlorsaure Kali darunter unter Umwenden mit einem Löffel.

Jodtinktur erzeugt beim Zusammentreffen mit Salmiakgeist Jodstickstoff, ein schwarzes Pulver, das in trockenem Zustand bei leisester Berührung unter lautem Knall verpufft.

Eine in ihrer Gefährlichkeit ähnliche Verbindung ist der Chlorstickstoff, er entsteht beim Mischen von Salmiak mit Chlorkalk. Letzterer zersetzt sich auch nach einiger Zeit bei Berührung mit Schwefel, Fetten, Glyzerin oder ätherischen Ölen mit Heftigkeit.

Besonderer Vorsicht beim Abwägen und Verarbeiten bedürfen Seifenrinde, Nieswurzpulver und Veratrin, da ihr Staub heftiges Niesen erregt, sowie Chrysarobin, Euphorbium und spanische Fliegen, weil sie Entzündungen der Schleimhäute bewirken.

Der Phosphor, welcher wegen seiner Giftigkeit und Entzündlichkeit besonders vorsichtig aufzubewahren ist (s. S. 5), soll nicht mit den Fingern, sondern mit der Schere gehalten und nur unter Wasser geschnitten werden.

Sachverzeichnis.